Arlette Doussoulin

Terapia de restricción de movimiento e instrumentos de evaluación de la función de la extremidad superior

AF138623

Arlette Doussoulin

Terapia de restricción de movimiento e instrumentos de evaluación de la función de la extremidad superior

Manual

Editorial Académica Española

Impressum / Aviso legal
Bibliografische Information der Deutschen Nationalbibliothek: Die Deutsche Nationalbibliothek verzeichnet diese Publikation in der Deutschen Nationalbibliografie; detaillierte bibliografische Daten sind im Internet über http://dnb.d-nb.de abrufbar.
Alle in diesem Buch genannten Marken und Produktnamen unterliegen warenzeichen-, marken- oder patentrechtlichem Schutz bzw. sind Warenzeichen oder eingetragene Warenzeichen der jeweiligen Inhaber. Die Wiedergabe von Marken, Produktnamen, Gebrauchsnamen, Handelsnamen, Warenbezeichnungen u.s.w. in diesem Werk berechtigt auch ohne besondere Kennzeichnung nicht zu der Annahme, dass solche Namen im Sinne der Warenzeichen- und Markenschutzgesetzgebung als frei zu betrachten wären und daher von jedermann benutzt werden dürften.

Información bibliográfica de la Deutsche Nationalbibliothek: La Deutsche Nationalbibliothek clasifica esta publicación en la Deutsche Nationalbibliografie; los datos bibliográficos detallados están disponibles en internet en http://dnb.d-nb.de.
Todos los nombres de marcas y nombres de productos mencionados en este libro están sujetos a la protección de marca comercial, marca registrada o patentes y son marcas comerciales o marcas comerciales registradas de sus respectivos propietarios. La reproducción en esta obra de nombres de marcas, nombres de productos, nombres comunes, nombres comerciales, descripciones de productos, etc., incluso sin una indicación particular, de ninguna manera debe interpretarse como que estos nombres pueden ser considerados sin limitaciones en materia de marcas y legislación de protección de marcas y, por lo tanto, ser utilizados por cualquier persona.

Coverbild / Imagen de portada: www.ingimage.com

Verlag / Editorial:
Editorial Académica Española
ist ein Imprint der / es una marca de
OmniScriptum GmbH & Co. KG
Heinrich-Böcking-Str. 6-8, 66121 Saarbrücken, Deutschland / Alemania
Email / Correo Electrónico: info@eae-publishing.com

Herstellung: siehe letzte Seite /
Publicado en: consulte la última página
ISBN: 978-3-659-09102-5

Manual
Terapia de Restricción
de Movimiento.

Confeccionado como parte de las actividades del Proyecto FONIS-UFRO SA13I20037.

Índice

Índice de Tablas

Índice de Figuras

Índice de Imágenes

Propósito

Este manual tiene como propósito entregar a los profesionales de la salud en el área de la Neurorehabilitación, los lineamientos generales y contenidos necesarios que permitan actualizar, promover y expandir la utilización de una estrategia terapéutica, con fuerte evidencia científica como es la Terapia de Restricción Inducida de Movimiento (TRIM) y además, incentivar la aplicación de instrumentos de evaluación de la función de la extremidad superior, validados en español[1-2] y estandarizados, como Motor Activity Log-30 y Action Research Arm.

El manual está organizado en secciones las cuales se inician con una pregunta, que a través de la lectura espera ser respondida, acercando al lector a los fundamentos, características, protocolo, componentes y requisitos para aplicar la Terapia de Restricción de Movimiento, así como también a las instrucciones y pautas de aplicación de los instrumentos de evaluación MAL-30 y ARAT.

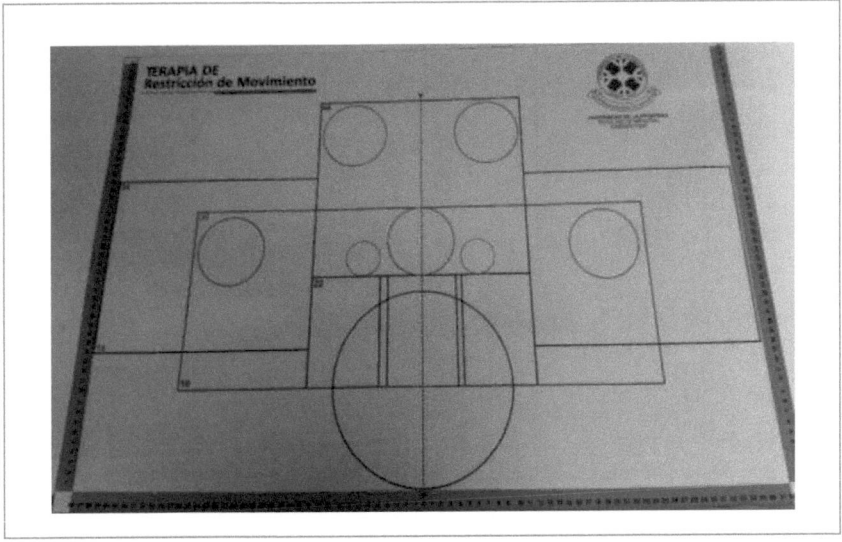

Figura 1. Base de trabajo "Terapia de Restricción Inducida de Movimiento".

Sección1.

¿Qué es la Terapia de Restricción Inducida de Movimiento (TRIM)?

Introducción

El enfoque terapéutico denominado Constraint-Induced Movement Therapy (CIMT), o Terapia de Restricción Inducida de Movimiento (TRIM), se define como una *estrategia terapéutica conductual que promueve el uso repetitivo de la extremidad superior afectada por una lesión neurológica, restringiendo el uso del brazo indemne.* Esta terapia involucra una variedad de procedimientos que promueven el uso repetitivo de la extremidad afectada, varias horas al día en clínica y en casa, durante el periodo de la intervención.

Descubrimiento y Bases de la Terapia

La Terapia de Restricción Inducida de Movimiento (TRIM), fue derivada desde las investigaciones en neurociencia conductual básica realizadas en primates por el Doctor Edward Taub, en los años 1970 y 1980 [3].

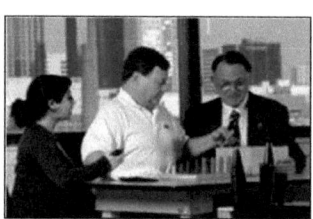

Imagen 1. Dr. Edward Taub durante una sesión de TRIM.

Sus experimentos consistían en realizar quirúrgicamente una rizotomía dorsal a un mono, lo cual privaba de sensación somática a una de sus extremidades superiores. En estas condiciones, el animal no hacía uso de su extremidad débil en situaciones libres [4-5].

Después de este procedimiento, el animal dejaba inmediatamente de utilizar su extremidad afectada, aun cuando poseía suficiente inervación para hacerlo, observándose que ya nunca recuperaba la función espontáneamente, sin embargo, los monos podían ser inducidos a usar su extremidad debilitada por restricción del movimiento (con cabestrillo) de la extremidad indemne [6-7].

Si la restricción del movimiento era impuesta por un periodo de 24 horas, el animal usaba su extremidad afectada mientras la restricción estaba presente, pero continuaba el no uso de la extremidad tan pronto el aparato de restricción era removido. Sin embargo, si el aparato de restricción era mantenido por periodos más largos, por ejemplo una semana, la habilidad de uso de la extremidad afectada se mantenía y era transferida a la vida diaria, llegando a ser permanente. La extremidad afectada se convertía en una extremidad capaz de ejecutar movimientos nuevamente [5]. Estos datos permitieron llegar a la conclusión de que la pérdida de función motora era resultado de una conducta aprendida de supresión que se denominó "*no uso aprendido*" [8].

Diferentes líneas de evidencia sugieren que el no uso de la extremidad débil es un fenómeno de aprendizaje que involucra una supresión condicionada del movimiento [6].

Para superar las dificultades que implica la inactividad de la extremidad débil en primates, a causa de la rizotomia, el Dr. Taub utilizó medios conductuales, como las técnicas "shaping" (de modelado), tareas repetidas y de respuesta condicionada [9]. "Distintas investigaciones han concluido que las técnicas conductuales pueden ser utilizadas en animales y, sustancialmente, mejorar los déficit resultantes de un daño neurológico" [10-11].

Inmediatamente después de la operación, los monos no pueden usar su extremidad afectada, la recuperación desde la depresión inicial de la función requiere un tiempo considerable, el mono puede intentar utilizar su extremidad afectada inmediatamente después del post-operatorio, pero sin resultados positivos. El uso prematuro de la extremidad afectada puede provocar dolor y otras consecuencias nocivas, como incoordinación, falla en actividades de la vida diaria, etc. El animal percibe esto como un castigo, lo cual ocasiona una supresión de la conducta. [12-13]. Si esta conducta persiste, el mono nunca aprende que varias semanas después de la operación la extremidad puede llegar a ser potencialmente útil. En adición, posterior a un ACV y presumiblemente después de una desaferenzación, hay una marcada contracción en el tamaño de la representación cortical de la extremidad afectada[14]. Esto, probablemente, correlaciona con los reportes de pacientes con ACV, que plantean que los movimientos se realizan con gran esfuerzo generando a largo plazo un *no uso aprendido*.

Concepto del no uso aprendido.

El no uso aprendido, ocurre por la interacción de procesos que ocasionan un espiral vicioso descendente sobre la extremidad afectada que es normalmente permanente.

Cuando los movimientos de la extremidad indemne son restringidos varias semanas después de la desaferenzación, la situación cambia dramáticamente. Los animales usan su extremidad afectada, probablemente no con la misma eficiencia, pero sí realizando distintas actividades de su vida diaria.

Si la restricción de movimiento se realiza por varios días o periodos más largos de tiempo, la extremidad débil adquiere eficiencia y es capaz de realizar con éxito distinta actividades.

Un análisis similar puede ser relevante en humanos después de una lesión cerebral [15]. Sin embargo, es importante considerar algunos factores, como co-morbilidades, apoyo psicosocial, motivación y algunos déficit cognitivos que podrían potencialmente influenciar los mecanismos que subyacen al no uso aprendido. Además, el modelo del no uso aprendido no minimiza la posible correlación entre la cantidad de daño neural seguido de un ACV y la cantidad de función motora que puede ser recuperada a través de la terapia en el lado más afectado. Tal correlación estaría suficientemente explicada al observar las diferencias en la cantidad de recuperación entre muchos pacientes. Sin embargo, el hecho que algunos pacientes, dependiendo de la extensión de la lesión y la localización, recuperen más movimiento que otros pacientes con ACV, teniendo similares lesiones, sugiere que existen factores adicionales que pueden estar involucrados. Uno de estos factores podría ser el mecanismo del "no uso aprendido".

En resumen, el "no uso aprendido" comienza a instaurarse en las primeras etapas posteriores a la injuria en el sistema nervioso, una serie de fracasos repetitivos producirán un refuerzo negativo, y se intenta compensar aumentando la confianza en el miembro indemne, por la dificultad que existe para usar el miembro afectado. Esta compensación obstaculiza la recuperación de la función.

El proceso involucrado en el no uso aprendido se presentan en la figura 2:

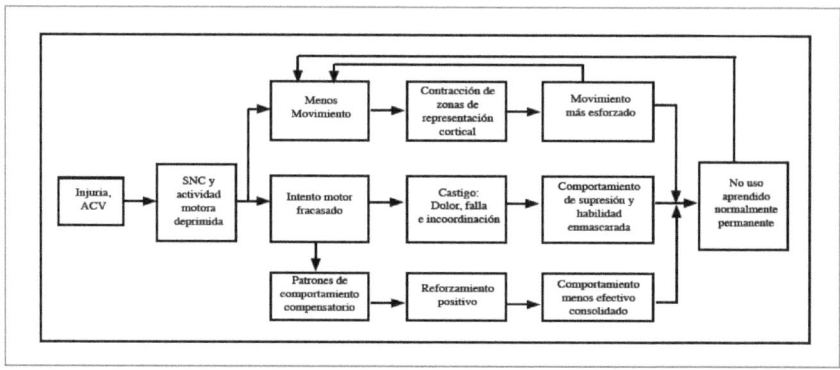

Figura 2. Modelo esquemático para el desarrollo del "No uso aprendido" [16]

Se postula que este mecanismo puede ser aplicable en pacientes que sufren de hemiparesia como resultado de un ACV. Si bien, son tipos distintos de lesión al sistema nervioso, el mecanismo del "no uso aprendido" funciona de la misma manera para muchos tipos de injuria.

Numerosos pacientes con ACV apenas son capaces de utilizar la extremidad afectada para la realización de sus actividades diarias, aun cuando presentan una calidad de movimiento aceptable. Se piensa que esto es consecuencia de fracasos repetitivos en la utilización del miembro superior en la fase aguda y subaguda posterior al ACV, los que producirían un refuerzo negativo.

Sin embargo, el "no uso aprendido" de la extremidad afectada puede ser superado con la aplicación de TRIM. Según lo observado, la restricción de la extremidad indemne y el entrenamiento intensivo induce un aumento del uso de la extremidad débil. Esto aumenta el tamaño de la zona de representación cortical de ese brazo [17] lo que provoca que los movimientos se realicen con menos esfuerzo y, de esta manera, el "no uso aprendido", que normalmente es permanente, sea revertido. Proceso descrito en la figura 3.

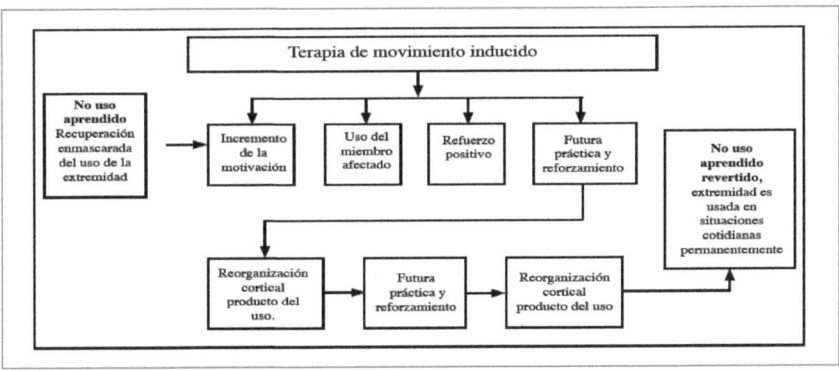

Figura 3. Proceso por el cual TRIM revierte el mecanismo del "no uso aprendido"[16].

Naturaleza de los resultados a través de la terapia.

Como consideración inicial, es importante mencionar que TRIM no hace movimiento normal. Cuando los pacientes reciben la terapia de acuerdo al protocolo, ellos presentan resultados sustanciales en relación a la recuperación de la habilidad motora en la extremidad más afectada [18]. Sin embargo, la mejora no restaura completamente el estado motor que tenía el paciente antes de la lesión. Aunque el daño y la discapacidad han sido reducidos por efecto de la terapia, aún puede existir déficit. Las variables de resultado de la terapia dependen de la *severidad inicial del daño*.

Es importante considerar que TRIM no es claramente la respuesta completa para el déficit motor post-ACV. Sin embargo, la evidencia científica propone que la función sensitivo-motora, en un gran porcentaje de pacientes con ACV, ha sido sustancialmente modificada. Estos cambios en la función, presumiblemente, reflejan la plasticidad del sistema nervioso central, demostrado a través de los resultados obtenidos con TRIM [19-20].

El factor terapéutico común de la terapia, es la práctica repetida con el brazo afectado (horas/movimiento). La literatura menciona que cualquier técnica en la cual las estrategias terapéuticas induzcan al paciente a utilizar su extremidad afectada por muchas horas al día durante un tiempo consecutivo, debería ser terapéuticamente beneficioso[21-22].

La rehabilitación física convencional no proporciona suficiente concentración de práctica que permita alcanzar óptimos resultados. Este factor es, probablemente, el que produce una reorganización cortical dependiente de la actividad (Imagen 2), siendo similar a lo obtenido desde TRIM y es presumiblemente la base del incremento a largo plazo de la cantidad de uso en la extremidad más afectada. Aprendizaje implica una restricción en que un individuo o bien alcanza la mejora del rendimiento motor requerido o no tiene éxito en la tarea.

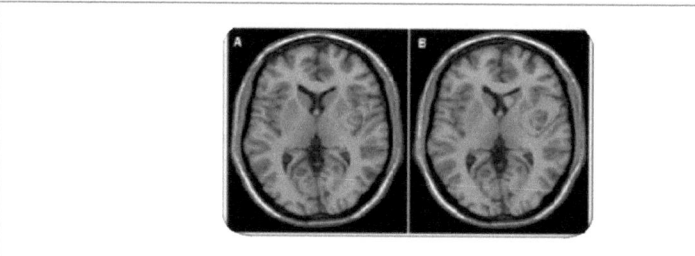

Imagen 2. Expansión del mapa cortical de la mano, posterior al uso de TRIM.

Consistencia de eficacia de la terapia con la experiencia clínica.

Andrews et al, (1979), publicaron un artículo denominado "Stroke Recovery: He can but does he?". En la discusión mencionan "que existen diferencias entre lo que los pacientes pueden hacer en clínica y lo que hacen en su casa[23]. "Cada actividad de la vida diaria fue ejercitada menos en la casa, en el 25% de los casos". La mayoría de los clínicos reconoce la veracidad de esta declaración. Ciertamente, la disminución en el rendimiento fuera del ambiente de la clínica es frecuentemente reportada como una fuente de gran frustración.

Los profesionales trabajan intensamente con el paciente por una o más sesiones, resultando en un sustancial mejoramiento en algunos aspectos del movimiento. Sin embargo, hasta el momento de la próxima sesión de terapia, existen diversos grados de regresión. De hecho, los clínicos reportan que algunas veces observan una disminución de los patrones motores tan pronto como el paciente cruza la puerta de salida. En relación a TRIM, existe una brecha entre el rendimiento en el lugar de terapia, cuando las actividades son requeridas y la cantidad real de utilización de la extremidad en el hogar. Esta brecha puede considerarse como un indicador del no uso aprendido. La terapia de restricción inducida de movimiento opera en esta ventana, estableciendo un puente entre la clínica y la vida diaria, de modo que los beneficios terapéuticos obtenidos en la clínica se transfieran completamente y contribuyan a la independencia funcional del paciente fuera del ambiente clínico. Por lo tanto, si bien muchos pacientes presentan un pronunciado déficit sensitivomotor, podrían tener una recuperación motora considerable a través de la *Terapia de Restricción Inducida de Movimiento*.

¿Existe neuroplasticidad a través de la Terapia de Restricción Inducida?

Los descubrimientos en neuroplasticidad y sus respuestas a la injuria y cómo corregir comportamientos, han dado lugar a nuevas y eficaces terapias para rehabilitación de la función después de una lesión neurológica [24].

Cada una de estas nuevas promesas de tratamiento en el campo de la rehabilitación, emergen desde las investigaciones relacionadas con neurociencia y el comportamiento, técnicas conductuales en conjunto con otros tipos de intervenciones o haciendo uso de métodos de rehabilitación para producir efectos beneficiosos sobre el sistema nervioso.

Estos enfoques no son totalmente nuevos, pero su formulación explícita y la eficacia con que actualmente están siendo aplicados, mejora las capacidades humanas deterioradas.

El estado actual de la rehabilitación y neuroplasticidad trae consigo un cambio inminente de paradigma. Es así, como la *Terapia de Restricción Inducida*, que mejora el uso de la extremidad superior en situaciones de la vida diaria en pacientes que sufren de hemiparesia producto de un ACV, ha volcado la visión clínica del sistema nervioso central adulto en respuesta a una injuria, demostrado ser eficaz y presentando beneficios duraderos y no invasivos [25], medidos en una variedad de estudios, que han incluido estimulación magnética transcraneal (Imagen 4), RMf y otros acercamientos [17]. Lo que sugiere que la reorganización cortical está asociada con los efectos terapéuticos de TRIM (Imagen 3).

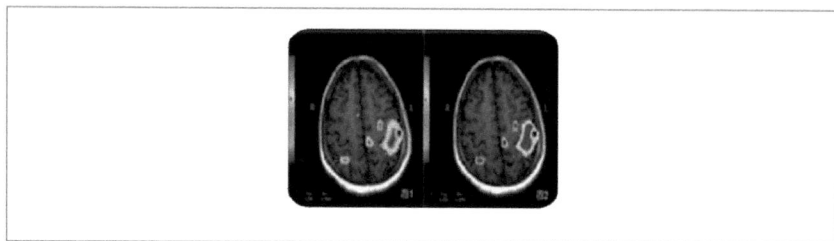

Imagen 3. Representación cortical de los músculos de la mano afectada en la corteza.

Investigaciones de reorganización cortical en monos adultos [26] y en pacientes con extremidad fantasma [27-28], sugieren que el tamaño de la representación cortical de una parte del cuerpo humano en el adulto, depende de la cantidad de uso de esta parte del cuerpo. Un estudio realizado en monos ardilla adultos, a los cuales se les provocó un infarto isquémico en el área cortical que controla el movimiento de las manos, demostró que el entrenamiento de la extremidad afectada se manifiesta a través de una reorganización cortical[29]. Específicamente, el área alrededor del infarto, normalmente no involucrada en el control de la mano, llego a participar de esta función.

Esta investigación apoya la posibilidad de que el mayor uso de la EESS más afectada, a través de la aplicación de TRIM, resulta en un incremento uso dependiente en la representación cortical del brazo afectado, lo cual proporciona bases neurales para el aumento permanente en el uso de la EESS. Esta hipótesis ha sido confirmada en estudios con estimulación magnética transcraneal (TMS), los cuales muestran que la región cortical, desde la cual las respuestas electromiográficas (EMG) de los músculos de la mano pueden ser identificados, fueron casi el doble después de TRIM en pacientes con ACV crónico comparado con el periodo inicial [30].

Liepert et al., (1998) fueron los primeros en demostrar que TRIM produce cambios en la organización cerebral en pacientes con un ACV de larga data[31] a través de la estimulación magnética transcraneal (TMS), observando una significativa expansión en la representación cortical motora del abductor corto del pulgar de la mano más afectada (Imagen 4).

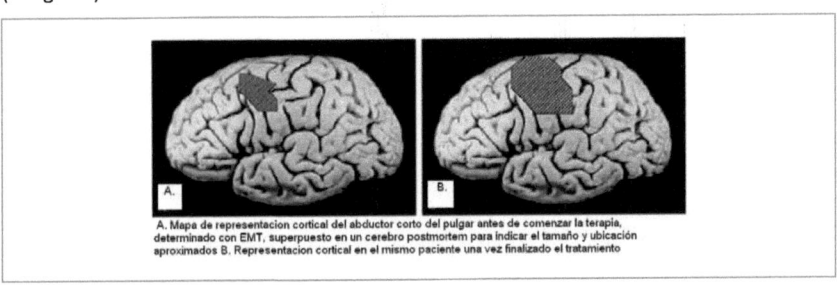

A. Mapa de representación cortical del abductor corto del pulgar antes de comenzar la terapia, determinado con EMT, superpuesto en un cerebro postmortem para indicar el tamaño y ubicación aproximados B. Representación cortical en el mismo paciente una vez finalizado el tratamiento

Imagen 4. Cambios en la organización cerebral.

Antes del tratamiento, el área cortical de la representación del músculo afectado de la mano era perceptiblemente más pequeña que la del lado contralateral. Después del tratamiento, el tamaño del área de representación del músculo en el hemisferio afectado fue perceptiblemente mayor, lo que correspondía a un funcionamiento motor del miembro parético ampliamente mejorado. En evaluaciones posteriores hasta seis meses después del tratamiento, se observó que el funcionamiento motor seguía siendo de un alto nivel, mientras que los tamaños del área cortical en los dos hemisferios llegaron a ser casi idénticos.

En resumen, las evidencias experimentales sugieren que TRIM está asociado con el incremento del uso dependiente en reorganización cortical, lo cual ha sido confirmado a través de diversos estudios [14 25 31-35].

¿Cuándo aplicar la terapia-evolución de la patología?

Si bien la terapia de restricción de movimiento ha sido aplicada en niños y adultos que presentan diversas patologías como esclerosis múltiple, traumatismo raquimedular y parálisis cerebral, es en el ataque cerebro vascular (ACV) donde se encuentra la mayor cantidad de estudios clínicos que apoyan su utilización. A continuación se describe a través de la evidencia los beneficios en pacientes con ACV en distintos momentos de su evolución.

ACV agudo: estudios publicados plantean que podría haber respuestas adversas a consecuencia de la aplicación de TRIM durante el periodo agudo [36-37]. Estos estudios fueron realizados en ratas, inmovilizando su brazo indemne inmediatamente después de la cirugía por 15 días, forzando a las ratas a utilizar su brazo afectado en deambulación y otras actividades (uso forzado). Los resultados mostraban que hubo un proceso de exocitosis, aumentando el tamaño de la lesión y correspondiéndose con un incremento en el déficit motor. Trabajos posteriores reportaron que existía un periodo de vulnerabilidad para consecuencias adversas: cuando a las ratas lesionadas se les aplicaba una restricción de la extremidad siete días después de la cirugía, no había incremento en la extensión de la lesión [37].

Es importante mencionar que la cantidad de uso inducido de la extremidad afectada, por restricción del lado indemne en posición cuadrúpeda en las ratas, es considerablemente mayor (extremo sobreuso) [37], que lo que puede ocurrir después de la restricción motora de la extremidad indemne en pacientes con ACV. Los humanos son bipodales y no tienen la frecuencia de uso de la extremidad superior que poseen los cuadrúpedos. En trabajos realizados en ratas, se ha encontrado que el uso de inmovilización dos semanas después de la cirugía y un programa moderado de ejercicios (probablemente comparable con la aplicación en humanos de TRIM), presentaba beneficios en la recuperación de la función motora.

Otro estudio en pacientes con ACV en periodo agudo, comenzando 7 a 14 días posterior al evento, demostró una mejoría levemente mayor en la función motora de la extremidad afectada del grupo experimental, en comparación con el grupo que recibió la terapia estándar[36]. Sin embargo, se presentaron limitaciones, ya que la mayoría de los pacientes en etapa aguda no califican para recibir esta terapia, siendo sus efectos limitados.

ACV sub-agudo: en clínica se han tratado numerosos pacientes en etapa subaguda (6 a 12 meses posterior al ACV) [38], si bien estos pacientes tienen similares resultados de tratamiento que quienes están en el periodo crónico, son en promedio más difícil de tratar, ya que pueden presentar alteraciones cognitivas y estar aun medicamente inestables. Además, los problemas con la memoria a corto y largo plazo, algunas veces, hace más difícil asegurar el uso del guante fuera de la clínica y la realización de los ejercicios en el hogar, lo cual puede ocasionar problemas de ansiedad y frustración. Sin embargo, estos factores en este grupo de pacientes pueden presentar un desafío para las habilidades del terapeuta.

Es importante mencionar que durante este periodo la recuperación del sistema nervioso a través de la neuroplasticidad está en su momento óptimo, por lo cual la aplicación de la terapia podría entregar promisorios resultados.

ACV crónico: hasta hace poco, se consideraba que las principales mejorías en la función después de un ACV ocurrían durante los seis primeros meses y la posición que prevalecía era que la cantidad de recuperación motora presente un año después de ocurrido el evento era el nivel en el cual el paciente permanecería. En oposición a estas conclusiones, numerosos estudios establecen la eficacia de TRIM en pacientes con más de un año desde que han sufrido el ACV [39-41].

Se comparó esta técnica con terapias tradicionales, demostrando que TRIM produce una gran mejoría en la función motora después de finalizadas las dos semanas de tratamiento y, además, que este efecto sigue siendo estable en el tiempo y se transfiere a las actividades de la vida diaria realizadas por el paciente. Una investigación aplicó TRIM y terapia convencional a dos grupos, donde los pacientes habían sufrido un ACV de 1 a 18 años antes de la intervención. Pacientes con este grado de cronicidad, se presume que han alcanzado su nivel más alto de recuperación motora (meseta) y no esperaban presentar ninguna mejora por el resto de sus vidas, aun si la terapia fuera administrada. Por esta razón, los pacientes con ACV crónico fueran elegidos como muestra, ya que cualquier mejora en este corto periodo de tiempo, dos semanas, sería poco probable que fuera debido a una recuperación espontánea[42]. Posterior a la intervención, el grupo con TRIM demostró un significativo incremento en la habilidad motora, mientras que el grupo control no mostró cambios.

Un ensayo clínico en pacientes con secuelas crónicas en su extremidad superior producto de un ACV, comparó TRIM con terapias tradicionales, que incluían ejercicios saludables, cognitivos y de relajación por la misma cantidad de tiempo, demostró que los pacientes sometidos a TRIM presentaban mejorías significativas en el uso funcional de la extremidad afectada en la vida diaria, y además, que estos cambios persistieron dos años después, en comparación al grupo control que no demostró cambios significativos[43].

EXCITE[44] (The Extremity Constraint Induced Theraphy Evaluation), fue el primer ensayo clínico, multicentrico, simple ciego realizado en pacientes que habían experimentado su primer ACV dentro de tres a nueve meses previos al tratamiento. Para ello, seleccionaron 222 pacientes, divididos en dos grupos, uno recibió TRIM y el otro grupo recibió terapia tradicional y cuidados habituales (que incluían farmacoterapia, ejercicios, acupuntura) durante dos semanas. Los resultados mostraron mejorías estadísticamente significativas y clínicas relevantes en la capacidad del uso motor del brazo afectado, en comparación con los pacientes que recibieron los cuidados acostumbrados y terapia tradicional.

Las mejorías estaban presentes al final de las dos semanas de intervención y persistieron hasta un año, y no fueron influenciadas por la edad, el sexo ni el nivel inicial de la función motora del brazo parético.

Sección 2
¿Cómo se realiza la intervención de TRIM- Descripción del Protocolo?

El protocolo de TRIM incorpora procedimientos que se utilizan habitualmente en los enfoques conductuales para modificar el comportamiento. El objetivo de la técnica es alterar la topografía del movimiento, para que se acerque lo más cercanamente a lo que es un individuo sin daño neurológico.

La intervención original de TRIM, plantea una aplicación individual y busca el entrenamiento intensivo de la extremidad afectada, por 6 horas diarias durante 2 semanas (lunes a viernes), todo enfocado a mejorar las limitaciones funcionales del brazo afectado.

Con la finalidad de promover la aplicabilidad de TRIM en distintos centros a nivel mundial se ha creado la Terapia de Restricción Inducida Modificada (TRIm), que varía la intensidad, duración y modalidad de intervención, demostrando resultados significativos[45-46] (tabla 1).

Estrategia	Modalidad	Duración	Intensidad
TRIM	Individual	10 días	6 horas
TRIm	Individual	10 días	3-1,5 horas
TRIm	Individual	21 días	3 horas
TRIm	Grupal	10 días	3 horas

Tabla 1. Modalidad de intervención de TRIM y TRIm.

El protocolo de TRIM está compuesto por tres elementos principales que involucra la restricción de uso del brazo sano a través de un guante, la ejecución de tareas repetitivas y el paquete de transferencia, los cuales se describe a continuación:

1. Inducción al uso de la extremidad superior afectada: Se realiza a través de la restricción motora de la extremidad superior indemne con un guante (imagen 5), que limite el uso funcional del brazo sano, eliminando la posibilidad de utilizar los dedos, durante la mayoría de las actividades funcionales, sobre todo cuando el terapeuta no está presente.

Se propone la utilización de un guante, que no afecte la extensión protectora de la extremidad en caso de pérdida de equilibrio.

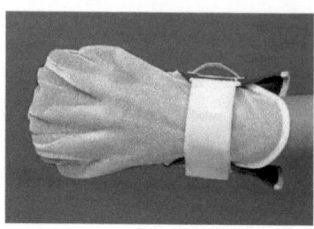

Imagen 5. Guante de restricción.

Durante la primera sesión, se debe enseñar al paciente como utilizar el guante en forma independiente y cuáles son los cuidados durante su uso, información descrita ampliamente en el contrato de comportamiento, documento que será descrito mas adelante.

El uso del guante, llamado "uso forzado", es posiblemente el elemento más visible de la intervención, siendo frecuente y erróneamente descrito como sinónimo la terapia.

Taub, et al., (1999) plantearon "no hay nada talismánico acerca del uso del guante u otro método de restricción en la extremidad afectada, mientras ésta sea exclusivamente estimulada hacia la práctica repetida de tareas".

Restricción, es utilizado en el nombre de la terapia, pero no quiere referirse sólo a la aplicación de la restricción física por el guante, sino también para indicar una restricción de oportunidades en el uso del brazo sano en actividades funcionales[47].

Un estudio realizado por Sterr & Freivogel, (2004) encontró efectos de tratamiento significativos utilizando TRIM sin el componente de restricción. Por consiguiente, el uso del guante se justifica para minimizar la necesidad de que el terapeuta o familiar recuerden al participante limitar el uso de la extremidad menos afectada durante el periodo de la intervención[48].

Además, se utilizan técnicas para realizar el uso del guante; esto incluye la utilización del contrato de comportamiento, el uso de mecanismos de cumplimiento y diario casero[39] que serán descritos en el componente 3 "paquete de transferencia".

2. <u>Entrenamiento repetitivo orientado a la tarea:</u> corresponden a ejercicios repetitivos que simulan actividades de la vida diaria, orientados al entrenamiento de la extremidad superior afectada, varias horas al día, cada día de la semana, durante el periodo de la intervención dependiendo de la intensidad del déficit motor.

Dos procedimientos son empleados como entrenamiento repetitivo orientado a la tarea: modelado ó shaping y tareas prácticas.

➤ Modelado "shaping": es una técnica conductual, basada en los principios del entrenamiento conductual, tiene como objetivo incrementar directamente la cantidad y extensión de uso de la extremidad más afectada a través de la realización de tareas motoras específicas, durante el entrenamiento.
La técnica de modelado utiliza una propuesta sistemática y altamente estandarizada, aumentando el nivel de dificultad de las tareas motoras realizadas (Imagen 6).

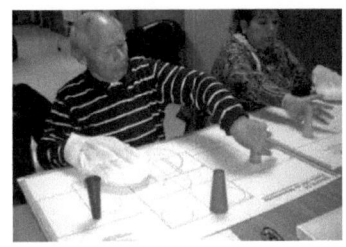

Imagen 6. Técnica de Shaping o Modelado.

La adquisición de la habilidad con respecto a la tarea específica practicada no es el propósito primario de esta actividad. Lo que se busca, es que las habilidades alcanzadas durante la práctica sean un subproducto que se pueda transferir en forma beneficiosa hacia el desempeño motor en el <u>mundo real</u>.

➤ Tarea práctica: son actividades motoras seleccionadas para cada participante, dependiendo del déficit que presenta, del potencial de mejora y de los requerimientos específicos del paciente. Estas tareas son desarrolladas fuera de la clínica, con y sin el guante, con la finalidad de promover el uso de la extremidad afectada fuera del lugar de terapia.

3. <u>Paquete de transferencia:</u> una de las metas es transferir los logros de la terapia al mundo real del paciente. Para alcanzar esta meta, se emplea un set de técnicas conductuales denominadas "paquete de transferencia", que tiene como objetivo hacer al paciente responsable de la adherencia a los requerimientos de la terapia, ya que el paciente deberá participar activamente sin la supervisión constante de un terapeuta, especialmente en la vida diaria en la que éste no estará presente.

El objetivo de lograr la adherencia, se refiere a que el paciente utilice su extremidad superior afectada durante la realización de tareas funcionales y que use el guante lo más posible, mientras sea seguro hacerlo.

Las técnicas utilizadas son:

- *Diario casero (DC)*: El diario casero es una ficha donde el paciente escribe las actividades que desarrolla fuera del lugar de terapia, su objetivo es estimular el uso del brazo en el hogar.

- *Resolver problemas*: comentar con el kinesiólogo el diario casero, resulta una oportunidad para discutir por qué la extremidad afectada (hombro, codo, muñeca y mano) no está siendo utilizada en actividades específicas. De esta forma, el kinesiólogo podrá sugerir posibles soluciones para el problema y seleccionar nuevos ejercicios.

- *Contrato de comportamiento:* en un escrito formal entre kinesiólogo y paciente, en el cual este se compromete a utilizar su extremidad afectada en situaciones específicas de la vida diaria y además, aumentar el uso del guante fuera del lugar de terapia.

- *Habilidades en* casa: corresponde a la realización en el hogar de tareas repetitivas específicas con la extremidad superior, durante 15 a 30 minutos. Estas tareas utilizan materiales típicos de la casa.

Si bien el uso de similares técnicas conductuales ha sido descrito en la literatura en rehabilitación física, su uso en combinación con la práctica de ejercicios de esta intensidad, como los utilizados en el protocolo de TRIM, es diferente. El uso de estas técnicas conductuales proporciona múltiples oportunidades para incrementar la atención en el uso del brazo más afectado, promoviendo la adherencia al Protocolo de TRIM y proporcionando una estructura de solución de problemas entre los participantes y personal clínico.

Con la finalidad de obtener los mejores resultados, el paciente debe estar dispuesto a trabajar diligentemente durante el tiempo que dura su tratamiento. La falta de compromiso e irresponsabilidad con las estrategias reducen la efectividad de TRIM. Los estudios han demostrado que los mayores progresos, se relacionan con un trabajo perseverante y un estricto cumplimiento de todas las instrucciones.

A continuación se describirán cada componente de la terapia en forma detallada, incluyendo sus características, propósito y hoja de administración.

¿Cuáles son sus componentes?

Diario Casero (DC)

El DC es una ficha que resume las actividades que realiza el paciente desde que deja el lugar de terapia hasta que retorna el siguiente día de sesión.

Su propósito es: monitorear la adherencia del paciente al protocolo de TRIM fuera del lugar de terapia, ayudar al paciente a tomar conciencia de la importancia de las actividades fuera de la clínica enfatizando su responsabilidad, proporcionando claras oportunidades para resolver problemas y buscando vías de solución para incrementar el uso de la extremidad afectada. Los pacientes son promovidos a explicar cómo las actividades son realizadas, con guante, sin guante, con asistencia, etc.

Criterios de administración.

- El DC se revisa diariamente al iniciar la sesión. Se preguntan las actividades realizadas, analizando si fueron realizadas en forma exitosa o no, con asistencia o no, con o sin guante.
- Se deben escribir todas las actividades que realiza desde que deja la clínica hasta que regresa a la terapia, lo cual se escribe en una hoja para este fin.
- Existen hojas diferentes para cada día de la semana.
- El tiempo aproximado que se utiliza para realizar las actividades debe ser anotado.

Hoja de administración-Diario Casero

Nombre: Fecha:		
Inicio	Término	Describe actividades realizadas con el guante y sin el guante
		Posterior al día de terapia
		Ir a dormir

Fecha:		
Inicio	Término	
		Levantarse
		Inicio de la terapia

Contrato de Comportamiento (CC)

El propósito del contrato de comportamiento es promover la adherencia a la Terapia de Restricción fuera de la clínica asegurando la seguridad del paciente. Adicionalmente el contrato de comportamiento formaliza el compromiso del paciente a buscar distintas formas para utilizar cada vez más su brazo afectado en diferentes situaciones y resolviendo los problemas que puedan suscitarse. El CC, debe implementarse al final del 1º día de intervención, cuando el paciente ha adquirido alguna experiencia usando el guante en los ejercicios realizados con el brazo afectado. El contrato puede ser modificado durante las 2 semanas de intervención. Antes de discutir el CC, el terapeuta debe construir con el paciente el calendario del diario casero, desde el momento en que él se despierta en la mañana hasta que él llega al lugar de terapia y desde el momento que deja el lugar de terapia hasta que se va a dormir. Los ítems del diario casero, pueden servir como punto de partida para identificar las actividades que serán listadas en el CC. Estos ítems son categorizados según cómo serán realizados:

- Se realiza con la extremidad afectada y usando el guante;
- Se realiza con ambas extremidades y sin el guante;
- Lo realiza la extremidad indemne y sin el guante.

Describiendo el Contrato de Comportamiento.

Varios puntos deberían ser enfatizados, cuando se introduce al paciente a completar el CC:

1. Se debe utilizar el brazo afectado tanto dentro como fuera del laboratorio.
2. El propósito del contrato de comportamiento asegura el uso del brazo afectado tanto como sea posible.
3. La seguridad es la primera consideración a tener presente al momento de usar el guante.
4. El CC, puede ser modificado durante la intervención.
5. El paciente puede recibir asistencia en la realización de alguna actividad, la cual debe quedar claramente estipulada en el contrato.
6. El contrato es un acuerdo formal entre los pacientes el terapeuta y acompañante, por lo cual debería ser tomado muy seriamente.

Pasos para administrar el CC

1º Administración
1. Describir el CC al paciente (ver lo planteado más arriba).
2. Leer completamente el CC, dando uno o dos ejemplos de ítems que ellos podrían incluir en cada sección.
3. Completar con el paciente el diario casero del primer día.
4. Revisar con el paciente, su horario diario e identificar las categorías (actividad en la cual utilizare mi brazo más afectado) para cada actividad listada.
5. Es importante que la mayoría de las actividades estén escritas y se realicen con el brazo afectado. En orden a alcanzar este fin, el terapeuta y el paciente deben resolver problemas y esforzarse en modificar los ejercicios y actividades, con adaptadores o asistencias de otra persona con la finalidad de incluirlas en la lista de tareas a realizar con el brazo afectado. Esto es fundamental y parte importante del CC. Por lo tanto, el incluir una gran cantidad de tiempo durante la 1º sesión puede ser sustancialmente clave.
6. Una vez que los ítems son identificados y escritos en el CC, deben ser leídos en su totalidad. Frecuentemente se pregunta al paciente si comprendió lo leído.
7. El CC será firmado por las tres personas. Para muchos pacientes el proceso de la firma da significado y ayuda en la adherencia.
8. Si el paciente presenta progresos o retrocesos el CC puede ser modificado.

Horario de Actividades Diarias
Nombre:

Hora	Actividad	Detalles
	Despertar	
	Dejar la casa para ir a la clínica	
	Dejar la clínica para regresar a la casa	
	Ir a la cama	

Contrato de comportamiento

Hoja de administración

	Si	No
I Introducción al Contrato		
Introducción verbal		
Explicar que el uso de brazo débil dentro de la clínica es tan importante como fuera del lugar de terapia.		
Explicar que el propósito del CC es asegurar el uso de brazo afectado tanto como sea posible.		
La seguridad del paciente es la consideración más importante.		
Informar que la intervención dura 2 semanas, con el uso del guante.		
Explicar que el CC será discutido y revisado cuando termine la 1º semana.		
El CC es un acuerdo formal y debe ser tomado seriamente.		
II Completar el diario casero		
Leer el CC		
Incluir actividades desde el momento que se despierta hasta que comienza el tratamiento y desde que deja el lugar de terapia hasta que se va a la cama.		
III Categorizar y escribir los ítems de contrato		
Revisar el diario casero.		
Identificar categorías para cada actividad.		
Incluir la mayor cantidad de ítems que el paciente puede realizar con su brazo débil.		
Resolver los problemas entre el paciente y el terapeuta.		
Puede utilizar modificaciones de las tareas con equipamiento u asistencia.		
IV Revisar el CC completo		
Leer el CC		
Preguntar al paciente si comprendió cada sección del CC		
Firmar el CC		

Modelo de Contrato de comportamiento.

En general

El propósito de este contrato es ayudarle a obtener el mayor beneficio durante este periodo en el cual Ud. participa en el programa terapéutico con la terapia. Un aspecto muy importante de la Terapia de Restricción es el uso del guante en su brazo sano, restringiendo su uso y promoviendo con esto el uso de su brazo débil en sus actividades diarias.

El objetivo es fortalecer y mejorar el movimiento de su brazo débil a través de mucha repetición y práctica. Diferentes estudios han demostrado que el uso de este contrato, ayuda a las personas a entender cómo usar el guante de forma segura durante la mayor cantidad de actividades diarias que se han posibles. Es necesario que usted y su kinesiólogo revisen las actividades en las cuales ambos crean que el guante deba ser usado y también aquellas en las que puede ser quitado. Luego se firmará este contrato, declarando que entiende cuándo debe usar el guante en casa y que dará lo mejor de sí para seguir estas instrucciones.

Yo, _____, acepto usar el guante en mi brazo sano. Estoy de acuerdo en usar mi brazo débil tanto como sea posible, cuando me encuentre fuera de la terapia. Estoy de acuerdo en no sacar el guante en cualquier momento o durante cualquier tarea.

Una excepción para no utilizar mi brazo débil, sería solamente si mi seguridad está afectada. *Mi seguridad es siempre la primera consideración.*

<u>Brazo afectado</u>

Estoy de acuerdo en tratar de usar sólo mi brazo débil en todas las actividades en las cuales es seguro y posible de hacer en mi casa o fuera de ella, incluyendo situaciones sociales.

Las actividades en las cuales no utilizaré mi brazo débil son: 1) cuando mi seguridad se vea afectada, 2) cuando la tarea es sólo realizable con ambas manos, 3) cuando estoy utilizando agua. Cuando es absolutamente necesario, otra persona puede asistirme en la tarea, como segundo brazo, cuando sea imposible para mí hacerlo mientras estoy usando el guante. Tales modificaciones también serán discutidas con el equipo de tratamiento y serán identificadas y descritas en el documento, en la columna de asistencia como tareas permitidas. Otra persona no podrá asistirme en otras tareas que no están identificadas a menos que afecte mi seguridad.

<u>Guante en el brazo sano</u>

Yo, estoy de acuerdo en usar el guante en mi brazo sano cuando esté fuera del lugar de terapia tanto como sea posible. Usaré el guante al menos el ___% de las horas que esté despierto.

<u>Actividades en las cuales yo usaré mi brazo más afectado solamente.</u>

Yo, estoy de acuerdo con mi kinesiólogo que haré mi mayor esfuerzo para usar mi brazo débil lo más posible durante las actividades descritas más abajo.

Comenzaré a usar el guante cuando me despierte, aproximadamente _____ a.m.

A.M. Actividades usando mi brazo débil solamente

_____
_____
_____
_____

P.M. Actividades usando mi brazo débil solamente

_____
_____
_____
_____

<u>Actividades en las cuales utilizaré ambos brazos.</u>

Hemos acordado que utilizaré ambos brazo cuando mi seguridad esté en riesgo o sea imposible realizarlo con un solo brazo.

_____
_____
_____
_____

<u>Actividades durante las cuales puedo remover el guante.</u>

Yo, entiendo que puedo remover el guante al realizar las siguientes actividades descritas más abajo, estas actividades incluyen dormir y cualquier tarea que involucre agua. El tiempo aproximado durante el cual realizare estas actividades será descrito.

Sin guante

_____
_____
_____
_____

Yo,.. estoy de acuerdo con los términos de este contrato y pondré lo mejor de mí, con la finalidad de lograr los objetivos propuestos tanto en el tratamiento, en casa o en situaciones sociales.

_____

Firma paciente   Firma Terapeuta   Firma Acompañante
Fecha:

Shaping ó Modelado

El Shaping o modelado es un método de entrenamiento basado en los principios del entrenamiento conductual. Siendo también descrito en términos de aprendizaje motor derivado desde tareas prácticas adaptativas. A través del Shaping, los objetivos motores son alcanzados en pequeños pasos, a través de tareas que pueden ser más fáciles o difíciles, dependiendo de las capacidades motoras del paciente. Durante la realización se utiliza una base de trabajo (figura 1) que permite organizar la tarea dependiendo de los requerimientos del sujeto, estos pueden ser cambiados, con la finalidad de complejizar la tarea o solicitar mayor demanda en el control de hombro, codo, muñeca y dedos. El terapeuta debe proporcionar al paciente, variadas formas de retroalimentación durante las actividades, por ejemplo: sugerencias de mejora, demostración y estimulación.

Un banco de tareas "Shaping" ha sido desarrollada por el grupo investigador de TRIM, cada tarea posee:

- Materiales: cubos, pelotas, botellas, polcas, conos, cajas, pocillos, etc.
- Descripción: Ubicación y cantidad de los materiales, altura y distancia.
- Instrucciones para la ejecución: descripción, mencionando las articulaciones involucradas y los objetivos motores (movimientos enfatizados), realizando una demostración por parte del terapeuta y una ejecución por parte del paciente.
- Parámetros de medición: Definir si utilizara tiempo o número de repeticiones.
- Parámetros de progresión: Altura, distancia, profundidad, cantidad de materiales y tiempo.
- Sugerencias de puntuación.

Ejemplo 1: Tarea de Formación: Construir dos puentes con 6 cubos.

Descripción de la Actividad	Materiales: 6 cubos de madera. Indicación: Construir dos puentes con cubos (6), se presenta la figura a construir.
Parámetros de progresión.	**Distancia**: los puentes pueden ser construidos más lejos para desafiar la extensión de codo. **Altura**: se pueden construir los puentes sobre una caja para desafiar la flexión de hombro. **Distancia desde la línea media**: los puentes pueden ser construidos más hacia el lado más afectado para desafiar la abducción horizontal de hombro.
Parámetros de medición.	**Número de Repeticiones**: Numero de cubos en un tiempo determinado. **Tiempo**: Tiempo requerido para construir los puentes.
Movimientos Enfatizados	Pinza, extensión de muñeca y codo, flexión de hombro y aducción horizontal.

Ejemplo 2: Tarea de Formación: Voltear conos.

Descripción de la Actividad	Materiales: 4 conos. Indicaciones: debe girar los conos y dejarlos sobre la mesa.
Parámetros de progresión.	**Distancia:** los conos se pueden ubicar más lejos para impulsar extensión de codo-prono-supinación. **Altura:** los conos se pueden ubicar sobre una caja para impulsar el movimiento de flexión de hombro. **Tamaño del Objeto:** conos de distintos tamaños pueden ser utilizados para impulsar el control de mano y muñeca.
Parámetros de medición.	**Tiempo:** números de conos rotados y ubicados sobre una superficie durante un periodo de tiempo. **Tiempo:** tiempo requerido para situar cierto número de conos sobre la caja.
Movimientos Enfatizados	Flexión de hombro, extensión de codo y muñeca y Prono-supinación.

Guía para conducir la ejecución del shaping

1. Las tareas deben ser seleccionadas considerando:
a) Los movimientos articulares que presentan mayor déficit,
b) los movimientos articulares que el terapeuta piensa que tienen mayor potencial,
c) la preferencia del sujeto en relación a tareas con similar potencial y que entreguen mejoras.
2. Cada participante puede elegir sus tareas desde la batería. Sin embargo, se puede crear nuevas tareas, que puedan ser ventajosas para mejorar los déficit del paciente.
3. Cada tarea es usualmente realizada en series de 10 intentos o por 30 a 45 segundos dependiendo de la complejidad de la tarea o del nivel de habilidad del sujeto, idealmente nunca exceder los 120 segundos.
4. Al finalizar una tarea, proponer otra, incrementando la dificultad y el desafío por parte del paciente.
5. Las mediciones más utilizadas, están referidas al tiempo (seg.) y número de repeticiones.
6. Los resultados son anotados en una hoja de registro y pueden ser graficados, ambos tipos de información deben ser presentados al paciente inmediatamente en forma de feed-back, para motivar su participación. Además, sirve de registro para siguientes sesiones.
7. El nivel de dificultad debe ser aumentado lentamente, procurando estimular al paciente y buscando que la siguiente vez sea mejor.
8. Cada tarea tiene un plan inicial preestablecido, el cual se puede ir modificando según sus parámetros para aumentar la complejidad.
9. Cuando incrementamos la dificultad de una tarea, es necesario tener presente el déficit de los pacientes.
10. Idealmente un solo parámetro de progresión debe ser aumentado a la vez. Sin embargo, si el paciente tiene un nivel de funcionamiento alto, la progresión de los parámetros puede ser mayor. La dificultad de la tarea debería ser tal, que el paciente sea capaz de ejecutar la acción con esfuerzo. Se debe tener en cuenta evitar la frustración, asegurando la motivación y estimulando el entrenamiento.
11. El refuerzo positivo debe ser proporcionado visual y verbalmente, por ejemplo mostrando la hoja de registro.
12. Una importante función de terapista es proporcionar continua estimulación al participante en todo momento, ya que la motivación del paciente mejora su desempeño.
13. Retroceso en el desempeño no deben ser enfatizados en el feed-back. Sino más bien comentarios constructivos deben ser proporcionados.

14. Si un paciente experimenta excesiva dificultad en una tarea, esta debe ser sustituida por otra con similares movimientos.
15. La tarea solicitada puede ser demostrada por el terapeuta y sugerencias verbales pueden ser entregadas. Si es necesario la guía o asistencia del movimiento puede ser utilizada durante la tarea.
16. Intervalos de descanso deberían ser proporcionados durante cada tarea. Los periodos de descanso pueden durar lo mismo que duro la tarea requerida. Esto es necesario para prevenir la fatiga del paciente, ya que frecuentemente para estos pacientes los movimientos requieren grandes esfuerzos.
17. Se sugiere 25 ensayos por hora.
18. El feed-back es fundamental, este se puede entregar mencionando el tiempo requerido para ejecutar la tarea, el número de objetos desplazados, la cantidad de tiempo utilizado, etc.
19. La ubicación específica de los implementos utilizados debe ser descrita en la hoja de registro, esto con la finalidad de que la tarea pueda ser replicada o al momento de aumentar su complejidad. Cualquier cambio en la ubicación que incremente la dificultad debe ser descrito.

Si bien existen similitudes entre el Shaping y el entrenamiento convencional. También existen importantes diferencias. *El Shaping utiliza una estandarizada y sistemática propuesta que va progresando en el nivel de dificultad de la tarea solicitada. Además, el feed-back proporcionado es inmediato, específico, medible y enfatiza solo en los aspectos positivos de los participantes. En este sentido el terapeuta continuamente estimula y motiva a los participantes a esforzarse en forma continua. El objetivo primario del Shaping es conseguir que el paciente use su brazo afectado repetitivamente en actividades prácticas concentradas, evitando el no uso aprendido e induciendo a la reorganización cortical dependiente del uso.*

Shaping

<u>Pauta de chequeo</u>

	Sí	No
I Nombre de la tarea:		
General		
Se selecciona la tarea desde el banco de tareas		
Se seleccionan las variables del retroalimentación.		
Se selecciona la progresión de la tarea		
La tarea se registra y grafica		
Se estimula al paciente tanto verbal como visualmente, enfatizando en feed-back positivo.		
Intento I		
Proporcionar estimulación y motivación		
Registrar el número de repeticiones o el tiempo empleado.		

Escala de puntuación de calidad de movimiento (QOM)

La ficha de Shaping considera la evaluación de calidad de movimiento, lo que se evalúa con la siguiente puntuación.

0   No inicia movimiento.

1   Realiza rango parcial de movimiento, pero es movimiento dominado por sinergias, donde se observa incoordinación entre los segmentos.

2   Realiza movimiento, pero es influenciado por sinergias, o acompañado por excesivas compensaciones de tronco, cabeza o la extremidad contralateral, también se observa retraso en el control proximal y habilidad motora fina. Los movimientos son ejecutados lentamente.

3   Realiza movimientos aislados, se observa algún grado de movimientos con pequeña influencia de sinergias, pero ejecutados lentamente, con moderada incoordinación.

4   Realiza movimiento cercano a lo normal, pero aún falta precisión o fluidez.

5   Movimiento normal: se observa un movimiento fluido y coordinado, la velocidad de movimiento está dentro de los valores normales.

Shaping-Hoja de administración

Tarea:	Participante:	
Fecha:	Día de tratamiento:	Hora:
Evaluador:		

Descripción de la tarea:

Lugar de:

Chequear de a uno:

	Centro del paciente
	a la derecha/izquierda del paciente
	desde el borde de la mesa
	desde la línea media de la mesa
	Otro
	Altura

Lugar de:

Chequear de a uno:

	Centro del paciente
	a la derecha/izquierda del paciente
	desde el borde de la mesa
	desde la línea media de la mesa
	Otro
	Altura

Instrucciones proporcionadas (si es relevante):_____

Asistencia (si es relevante):_____

Entrenamiento: (si es relevante):_____

(1)Parámetros de medición:_____

(2)Parámetro de Progresión 1:_____

(3)Parámetro de Progresión 2:_____

(4)Parámetro de Progresión 3:_____

Intento	(1)	(2)	(3)	(4)	Comentarios
1					
2					
3					
4					
5					Promedio=
6					
7					
8					
9					
10					Promedio=

Trabajo de Habilidades en Casa (THC)

El trabajo de habilidades en casa busca estimular el uso del brazo afectado en casa durante las Actividades de la Vida Diaria del paciente. Debe ser administrado cada día de tratamiento, pero comenzando en el 2º día. Se debe revisar diariamente junto al diario casero e incluir nuevamente las actividades elegidas en este.

<u>Administración del THC</u>

Paso 1

El terapeuta explica el propósito de la técnica "es importante para usted utilizar su brazo débil tanto como sea posible al realizar cada actividad". THC busca estimular esto, a través de distintas actividades que usted puede realizar durante el periodo de entrenamiento. Usando esta técnica, cada día identificaremos una breve lista de actividades diarias que usted intentara realizar usando su brazo afectado. Para estas actividades usted deberá utilizar el guante y realizar la actividad con su brazo afectado. Si la actividad requiere 2 manos, usted deberá solicitar la ayuda de otra persona. Al día siguiente revisaremos la lista de actividades y discutiremos como lo hizo. Entonces, en conjunto seleccionaremos una nueva lista de actividades que usted intentara realizar este día. Nuestro objetivo es intentar tantas actividades en su casa como sea posible.

Paso 2

El terapeuta solicitara al paciente que revise la lista de THC y seleccione 10 actividades que el intentara con su brazo afectado en su casa durante las horas del día que no esté en Terapia. Se debe estimular a seleccionar actividades fáciles y otras desafiantes, debe existir un balance 5+5. El terapeuta entonces escribe las tareas en la hoja dispuesta y se la entrega al paciente para que recuerde las actividades que debe realizar. El objetivo es que el paciente ocupe a los menos 30 minutos para estas actividades cada día.

Paso 3

En el próximo día de tratamiento, el terapeuta y el paciente revisan la hoja del día anterior. Se solicita al paciente que complete la hoja antes de regresar a la terapia, indicando:

✓ Si realizo o no la tarea con el brazo afectado (si o no).
✓ Que escriba cualquier comentario en relación a la actividad que sea necesario discutir con el terapeuta.
✓ Escribir la cantidad de tiempo dedicado a cada tarea.

Lista de Habilidades en Casa

Tareas en el baño	Tareas en la habitación
Lavarse las manos	Abrir y cerrar puertas del closet y
Abrir y cerrar la llave	cajoneras
Aplica jabón	Poner y sacar ropa del closet
Usar toalla para secarse	Organizar los zapatos
Limpiar el lavamanos	Organizar los calcetines
Tomar Ducha	Poner ropa sucia en un canasto
Abrir la cortina de la ducha	
Usar toalla para secarse	
Limpiar los dientes	
Remover la tapa de la pasta de dientes	
Aplicar pasta	
Afeitarse	
Maquillarse	
Levantar/cerrar la tapa del baño	Acostarse en la cama
Sacar papel higiénico	Sentarse en la cama
Tirar la cadena	Hacer la cama
Poner o sacar el papel higiénico	
Aplicar crema en el cuerpo o cara	Limpiar el polvo de los muebles
Poner jabón en el dispensador	
Usar pañuelo para limpiarse la nariz	
Tareas en el Dormitorio	**Tareas en la cocina**
Vestimenta	Lavar la loza
Poner pantalones/falda	Poner la loza en el lavaplatos
Poner camisa/blusa	Poner jabón de loza
Cerrar cierre	Secar los cubiertos y guardarlos
Abotonar	Secar la loza y guardarla
Poner cinturón	Ordenar la cocina
Poner calcetines	Limpiar paredes de la cocina
Poner Zapatos	Limpiar el lavaplatos
	Abrir Microondas
	Sacar leche del refrigerador
	Poner comida en distintos pocillos

Preparar comidas	Tareas de lavado
Cortar vegetales, frutas (no pelar).	Poner la ropa sucia en la lavadora
Poner mantequilla o mermelada sobre el pan	Programar la lavadora
Mezclar ingredientes en un recipiente	Poner detergente
Poner líquido en un bol	Sacar la ropa
	Colgar la ropa

Tareas en casa	Tareas de escritorio y/o oficina
Encender y apagar la radio	Tipiar palabras en el computador
Encender y apagar la TV	Usar el mouse
Leer el diario	Abrir la correspondencia
Poner agua a las plantas	Abrirlos los cajones
Hacer lista de compras	Ordenar los cajones
Ordenar las compras	Discar el teléfono
Barrer	Usar calculadora
Regar plantas	Usar tijeras
Pasar aspiradora	

Tareas Fuera de casa	Tareas al ir de compra
Jardinería	Seleccionar los productos
Plantar plantas	Echarlos al carro
Podar	Dejarlos sobre el mostrados de la caja
Cambiar plantas	Pagar la compra
Regar	
Ordenar herramientas	

Trabajo Habilidades en casa

Pauta de chequeo

	Si	No
I Propósito de THC		
A: Instrucciones verbales		
Enfatizar la importancia del uso del brazo débil, tanto como sea posible.		
Explicar que diariamente se identificaran las actividades.		
El guante debe ser usado en todas las actividades.		
Si es necesario, otra persona puede ayudar como segunda mano.		
Revisar las actividades seleccionadas día a día discutiendo su desempeño.		
Seleccionar nuevas actividades el día siguiente.		
Propósito: Realizar la mayor cantidad de actividades en el hogar.		
II Seleccionar los ítems de THC		
Se revisa la lista o se crean con el paciente.		
El paciente selecciona 10 actividades a realizar.		
El paciente es estimulado a realizar actividades fáciles y desafiantes (5 y 5).		
El terapeuta registra las actividades en la hoja, la cual es enviada a casa con el paciente para que recuerde cuales son.		
Propósito: Utilizar 30 minutos en estas actividades.		
III Completar la hoja de registro		
Se solicita completar la hoja de registro antes de venir al tratamiento.		
El paciente debe indicar si la realizo o no, chequeando en la hoja.		
El paciente debe escribir comentarios para discutirlos con el terapeuta.		
El paciente debe indicar la cantidad de tiempo utilizado en esta actividad.		

<u>Hoja de administración</u>

Nombre:

Fecha: Día tratamiento:

Actividades a realizar en casa:

	Intento	tiempo utilizado	Comentarios
1._____	Sí o No	_____ Mins.	_____
2. _____	Sí o No	_____ Mins.	_____
3. _____	Sí o No	_____ Mins.	_____
4. _____	Sí o No	_____ Mins.	_____
5. _____	Sí o No	_____ Mins.	_____
6. _____	Sí o No	_____ Mins.	_____
7. _____	Sí o No	_____ Mins.	_____
8. _____	Sí o No	_____ Mins.	_____
9. _____	Sí o No	_____ Mins.	_____
10. _____	Sí o No	_____ Mins.	_____

Descripción del procedimiento aplicando TRIM

Selección de los pacientes

Requisitos

Evaluación Inicial

Motor Activity Log (MAL)
Action Research Arm Test (ARA)

Intervención

Día 1
Introducción uso del guante
Explicación ejercicios "shaping" y tareas repetitivas.
Ejercicios 1-2
Intervalo: Elongaciones.
Ejercicios 4-5
Contrato Comportamiento
Diario Casero
Día 2-4
Diario Casero (retroalimentación y resolución de problemas)-Trabajo habilidades en casa.
Ejercicios 1-2-3
Intervalo: Elongaciones.
Ejercicios 4-5-6
Trabajo Habilidades en casa
Día 5
Revisar uso del guante y compromisos Contrato Comportamiento.
Diario Casero (retroalimentación y resolución de problemas)- Trabajo habilidades en casa.
Ejercicios 1-2-3
Intervalo: Elongaciones.
Ejercicios 4-5-6
Trabajo Habilidades en casa (fin de semana).
Día 6-9
Diario Casero (retroalimentación y resolución de problemas)- Trabajo habilidades en casa.
Explicación ejercicios "shaping" y tareas repetitivas.
Ejercicios 1-2-3
Intervalos: elongaciones.
Ejercicios 4-5-6
Trabajo Habilidades en casa

Día 10
Diario Casero (retroalimentación y resolución de problemas).
Explicación ejercicios "shaping" y tareas repetitivas.
Ejercicios 1-2-3
Intervalos: elonganciones.
Ejercicios 4-5-6
Cierre-Conclusiones finales.

Evaluación Final

Motor Activity Log (MAL)
Action Research Arm Test (ARA)

¿Quiénes pueden acceder a la Terapia?

Requisitos

- Diagnóstico médico de lesión neurológica.
- Condición cardiovascular estable o bajo control médico.
- Capacidad para seguir instrucciones simples.
- Capacidad para sentarse independientemente, sin soporte en la espalda o brazo.
- Sin alteraciones sensoriales que dificulten la intervención.
- Presentar rangos funcionales de extensión de muñeca de 20° y 10° de extensión activa de dedos.
- No excesiva espasticidad muscular en la extremidad afectada, definida con 2 puntos o menos según la escala Modificada de Ashworth.
- Dolor no excesivo en la extremidad afectada, definido por una puntuación menor a 4 en la Escala Visual Análoga (EVA) de 10 cms.
- No presentar compromiso sensorial (visual-auditivo), que dificulte la intervención.
- Limitación ortopédica que impida el uso del guante de seguridad (uso de bastón).

¿Qué instrumentos se utilizan para evaluar la efectividad de TRIM?

Introducción

El objetivo de TRIM es transferir las mejoras en el desempeño motor y en la habilidad para utilizar el brazo y mano débil desde la clínica a las actividades cotidianas de una persona con daño neurológico. Actualmente existe consenso en el campo de la rehabilitación en relación a que la actividad funcional en situaciones de la vida diaria son los resultados más importantes de perseguir y medir.

Con la finalidad de alcanzar este objetivo, fueron desarrollados instrumentos que permiten medir el desempeño del brazo débil en el mundo real: Motor Activity Log (MAL) o Bitácora de la Actividad Motora, Action Research Arm (ARA) y Wolf Motor Function Test (WMFT).

A continuación se presenta los protocolos, consideraciones y pautas de evaluación de Motor Activity Log (MAL) o Bitácora de la Actividad Motora, Action Research Arm (ARA).

Motor Activity Log (MAL)

Introducción

La Escala MAL, es una entrevista semiestructurada, que examina el uso del brazo y mano paréticos durante actividades de la vida diaria, fuera del laboratorio.

A los sujetos se les dirigen preguntas estandarizadas acerca de la **cantidad de uso** de su brazo más afectado y la **calidad** de realización del movimiento durante las actividades funcionales indicadas en la ficha de evaluación.

Las escalas tienen una puntuación de 0 a 5 puntos con puntuaciones intermedia, estas escalas son impresas en hojas separadas de papel y ubicadas en frente del sujeto durante la administración de la evaluación.

Calidad en el Uso

0	El brazo débil no fue utilizado para esta actividad (nunca).
0.5	
1	El brazo débil fue utilizado durante esa actividad pero no pudo concretarla (muy pobre).
1.5	
2	El brazo débil tuvo algún uso durante la actividad, pero necesito la ayuda del brazo indemne o se movió con dificultad (pobre).
2.5	
3	El brazo débil fue utilizado durante la actividad pero los movimientos eran lentos o con esfuerzo (justo).
3.5	
4	Los movimientos con el brazo débil eran casi normales, pero no lo suficientemente rápidos ni exactos (casi normal).
4.5	
5	Los movimientos con el brazo débil eran iguales que antes del Ataque Cerebro Vascular (normal).

Para realizar la entrevista, el examinador seguirá cuatro pasos importantes:

Paso uno: El examinador leerá *las instrucciones* al sujeto y explicará la escala de calificación o puntaje. Responderá cualquier pregunta que el sujeto pueda tener. El examinador recordará al sujeto que las preguntas de la Escala MAL se refieren a lo que realmente el sujeto hace y no lo que él piensa que es capaz de hacer.

Paso dos: El evaluador debe informarse acerca del grado de utilización de la extremidad afectada para cada actividad utilizando las siguientes preguntas:

a. **Evaluación pre-tratamiento:** "Considerando sus actividades durante la semana pasada", ¿Ha utilizado su brazo más débil para... (Mencione la actividad)?, si la respuesta es "no" entonces pregunte por qué y dirija al sujeto a la lista de posibles razones por las que el brazo más débil no fue utilizado.

Para anotar en la hoja de registro, use los códigos que aparecen en la parte inferior de la hoja de puntuación que categoriza la respuesta del sujeto. Es deseable que estos códigos se encuentren impresos en una hoja aparte, de modo que sea más fácil para los participantes hacer una selección. Si la respuesta es "si", diríjase al paso tres.

b. **Aplicaciones periódicas de MAL durante el tratamiento:** "Considerando sus actividades durante los dos últimos días, ha usado su brazo más débil para....."(Mencione la actividad. Si la respuesta es "no", entonces preguntar por qué y dirigir al sujeto, la lista de posibles razones por las que el brazo no fue usado. Si la respuesta es "si", pregunte al sujeto qué puntaje en calidad de movimiento del brazo más afectado fue elegido para esta actividad, observando la escala.

Si la evaluación inicial tuvo lugar menos de una semana antes de la prueba pre tratamiento, entonces se debe preguntar "desde la última vez que fue evaluado", ¿realizó usted... (Mencione la actividad)?.

Si se considera pertinente, durante el tratamiento, sólo la mitad de la escala es administrada diariamente. Por lo tanto, en dos días se obtendrán las respuestas de los 30 ítems. Las calificaciones de los dos días se promedian para obtener un puntaje para el registro.

c. **Evaluación post-tratamiento.** "Considerando sus actividades desde la última vez que le hice estas preguntas, ha usado su brazo débil para" .. (Mencionar la actividad)?, si la respuesta es "no", entonces preguntar por qué y dirigir al sujeto, la lista de posibles razones por las que el brazo no fue usado. Si la respuesta es "si", ir al paso tres.

Paso tres: Evaluación de la calidad del uso.

a. Escala de Puntaje de Calidad: Pregunte al sujeto, "Observando la Escala de Puntaje de Calidad, dígame cuán bien utiliza su brazo débil para ... (Mencionar la actividad)". Una vez que el sujeto seleccionó un puntaje, verificar el puntaje seleccionado de la siguiente manera: "Entonces, usted cree que "..." (leer el puntaje seleccionado en la escala calidad) ¿Es esto correcto?" (Ver el paso 4a). Una vez de acuerdo, registrar la respuesta en el espacio en blanco de la escala calidad para esa pregunta. Durante la evaluación pre-tratamiento y después que el sujeto proporcionó una puntuación de calidad, pedir al paciente que demuestre una aproximación de las primeras actividades evaluadas (por lo menos seis), diciendo: "Por favor, muéstrame cómo hace... la actividad). Comentario n° 4.

Paso Cuatro: Verificar y sondear la respuesta

a. Verificación de la respuesta: Cada número de puntaje que el sujeto elige debe ser verificado realizando la descripción verbal de nuevo al sujeto en forma de pregunta.

b. Investigar la respuesta: Durante toda la administración de la escala, después de verificar la puntuación del sujeto, el evaluador debe hacer referencia a la puntuación anterior obtenida en la prueba para confirmar que ha habido un cambio. Esa hoja de resultados debe estar fuera de vista del sujeto. Por ejemplo, la hoja de resultados anteriores de MAL podría mantenerse en una libreta al lado del evaluador, pero cubiertos por un pedazo de cartón para protegerlo de la vista del sujeto. Si ocurre un cambio en el puntaje (aumento o disminución), el evaluador debería probar la respuesta utilizando las siguientes preguntas:

a. Hoy, usted evalúo esta actividad... (Declarando ya sea "alto" o "bajo", el que sea preciso) en comparación con la última aplicación cuando usted obtuvo un (repetir el resultado anterior)". "¿Por qué es esto?" o "¿Representa esto un cambio real?"

b. "Así que, ahora que ha pensado más en ello, ¿cómo lo calificaría?"

c. "Entonces, usted cree que el puntaje debería ser... (Leer el puntaje específico). ¿Es eso exacto? En caso afirmativo, anote la respuesta y pase a la siguiente pregunta. Si no, pregunte "por qué" y vuelva a la pregunta anterior.

Aplicación de la Escala MAL a un cuidador
Esta escala puede ser administrada a un cuidador u familiar, sin embargo el paciente no debe estar presente. La misma persona (cuidador o familiar) deberá responder la entrevista en ambas ocasiones y, de preferencia debe ser alguien que vive con el sujeto.

Puntaje
Después de administrar la escala MAL, un promedio de la puntuación de MAL es calculada para la escala sumando el puntaje obtenido y dividiendo por el número de ítems que fueron evaluados. Como se señaló anteriormente, si durante la prueba un sujeto responde NO (no realiza la tarea), entonces el evaluador tratará de determinar por qué, utilizando los códigos ubicados en la parte inferior de las hojas para especificar el motivo. Si el evaluador considera que es imposible que el sujeto lleve a cabo la actividad (por ejemplo, no puede peinarse porque es completamente calvo), el ítem se quita de todas las otras administraciones de MAL y la puntuación media se calcula utilizando el resto de los ítems (por ejemplo, divida por 29 en lugar de 30). Si el sujeto responde una actividad durante la

primera evaluación y en la segunda oportunidad plantea que no lo ha realizado desde la última vez que le preguntaron, se anota el puntaje de la última evaluación.

Si el sujeto plantea que él nunca usa su brazo más afectado para ningún propósito cuando usted comenzó a aplicar MAL, no acepte esta afirmación como un absoluto. Entonces, pregunte los primeros 10 ítems, si la respuesta a los 10 ítems es 0, entonces el evaluador puede asumir que la respuesta inicial es correcta y puede asignar 0 a los ítems siguientes sin preguntarlos individualmente.

Comentarios

Nº 1   En la evaluación pre-tratamiento y post- tratamiento, los puntajes deberían ser obtenidos consultando por las actividades llevadas a cabo durante la semana previa. El uso de este intervalo de tiempo ayuda a estimular al sujeto entregando oportunidad de ver avances en sus actividades en un periodo determinado de tiempo.

Nº2 Las siguientes frases pueden ser usadas para la escala calidad de movimiento: "Recuerde que yo estoy preguntado a usted acerca de la calidad de movimiento, es decir cómo o cuán bien utiliza su brazo.

Nº 3   Cuando la tarea es imposible, por ejemplo cuando es calvo y se pregunta si se peina, la sigla N/A debería ser utilizada. Sin embargo N/A debe ser usado con moderación, ya que el sujeto podría indicar que muchas actividades son imposibles, ya que actualmente el realizarlas implica gran dificultad para el sujeto por el tiempo o la complejidad. La terapia va mejorando sustantivamente las habilidades del sujeto, por lo tanto lo que inicialmente era N/A, ahora es posible. Si la actividad es realmente imposible, ésta debería ser eliminada del promedio del test y calcular este con los ítems que quedan (es decir dividir por 29 en vez de 30 ítems).

Nº4   Durante el pre-tratamiento a los sujetos se les debería solicitar demostrar a los menos 6 actividades, en calidad de movimiento, haciendo la pantomima. Generalmente se solicitan las actividades iníciales de MAL, esto permite al evaluador tener una idea general del sujeto, reduciendo la necesidad de demostración de actividades posteriores.

La demostración permite al evaluador cuestionar la puntuación elegida por el sujeto y ayuda a clarificar lo que se está evaluando con la escala de calidad de movimiento. No es necesario la demostración de cada ítem de la escala calidad de movimiento, cuando hay consistencia entre su desempeño en las tareas solicitadas y el puntaje seleccionado.

Nº5   Verificar las respuestas de los sujetos durante cada administración, en forma verbal. Esto con la finalidad de evitar errores de interpretación o en algunos casos, cuando los avances o retrocesos de los sujetos son muy notorios, estos tienden sobreestimar o disminuir la puntuación. La mayoría de los errores se produce por sobreestimación en los puntajes de calidad de movimiento.

Instrucciones para los participantes

El propósito de esta escala, es examinar la calidad de movimiento de su brazo, es decir, como usted usa su brazo afectado fuera del lugar de terapia. Será aplicada 1 escala que describe como utiliza su brazo afectado, mientras realiza actividades específicas durante el día.

La puntuación va de 1 a 5 pudiendo dar puntajes intermedios (0.5), si este es el mejor puntaje que describe la respuesta a la pregunta que se realiza. Si por alguna razón, usted no realiza esta tarea, nosotros trataremos de determinar por qué.

Es importante que tenga presente, que las preguntas se refieren al uso que usted da al brazo, fuera del lugar de terapia, no lo que usted piense que es capaz de hacer con el brazo más afectado. No hay respuestas correctas o incorrectas; simplemente seleccione el puntaje que usted cree que mejor describe lo que usted hace.

¿Tiene alguna pregunta?

MAL

Hoja de administración

Criterio			Criterio		
I Introducción al test	Sí	No	**II Estandarización de las preguntas.**	Sí	No
Explica el propósito del Test			*Acerca de la calidad de movimiento.*		
Explica las escalas de puntuación.			Considerando las actividades realizadas durante la última semana, como ha sido la calidad de movimiento en su brazo débil...		
Ubica las escalas frente al sujeto			Usando la escala de puntuación de calidad de movimiento, dígame cuán bien usted ha usado su brazo débil para...		
Explica que aplicara la escala de calidad de movimiento.			Por lo tanto usted cree... (leer la puntuación elegida)... es esto correcto.		
Explica que puede elegir medios puntos.			c. *Verificando las respuestas de calidad de movimiento.*		
Explica que las respuestas deben estar relacionadas con lo que el paciente realiza, no con lo que cree que hace.			Por favor, muéstreme como usted realiza esta actividad (pantomima).		
Explicar que no hay respuestas erróneas.			Registre los cambios en la puntuación si es necesario.		
Consultar si tiene preguntas.					
Las primeras 6 preguntas de calidad de movimiento deben ser demostradas.					

Actualmente se sugiere aplicar solamente la escala de calidad de movimiento, considerando las propiedades psicométricas del instrumento.

Escala Motor Activity Log (MAL)

Nombre:

		Fecha			Fecha		
		Cantidad	Calidad	Razones	Cantidad	Calidad	Razones
1	Encender la luz con un interruptor						
2	Abrir una cajonera						
3	Sacar ropa desde un cajón.						
4	Tomar el teléfono						
5	Limpiar con un paño una superficie						
6	Salir de un auto (desde sentando a de pie fuera del auto).						
7	Abrir un refrigerador						
8	Abrir la puerta girando una manilla						
9	Usar el control remoto de un TV						
10	Lavarse las manos (incluye aplicar jabón, no incluye abrir las llaves).						
11	Abrir y cerrar la llave del agua						
12	Secar sus manos.						
13	Ponerse calcetines.						
14	Sacarse los calcetines.						
15	Ponerse los zapatos (incluye amarrarse los cordones).						
16	Quitarse los zapatos (incluye desamarrar los cordones).						
17	Levantarse de una silla con apoya brazos.						
18	Tirar la silla fuera de la mesa para sentarse						
19	Empujar una silla hacia la mesa después de sentarse						
20	Tomar un vaso o botella o taza para beber (no es necesario beber, solo llevarla a la boca).						
21	Cepillarse los dientes.						
22	Aplicarse maquillaje o crema de afeitar						
23	Usar una llave para abrir la puerta						
24	Escribir sobre un papel.						
25	Llevar un objeto en la mano						
26	Usar tenedor o cuchara para comer.						
27	Peinar su cabello.						
28	Tomar una taza desde el asa.						
29	Abotonar una camisa						
30	Comer la mitad de un pan.						
	Puntaje total		X			X	X

Cantidad en el uso

0	No utilizo el brazo más débil.
0.5	
1	Ocasionalmente utilizo el brazo más débil, pero muy rara vez.
1.5	
2	El brazo más débil lo uso a veces, en general realizo las actividades la mayor parte del tiempo con el brazo más fuerte.
2.5	
3	Utilizo mi brazo más débil más de la mitad de lo que lo utilizaba antes del ACV.
3.5	
4	Utilizo el brazo más débil casi tanto como antes del ACV.
4.5	
5	El brazo más débil lo utilizo tan a menudo como antes ACV.

Calidad de movimiento

0	El brazo débil no fue utilizado para esta actividad (nunca).
0.5	
1	El brazo débil fue utilizado durante esa actividad pero no pudo concretarla (muy pobre).
1.5	
2	El brazo débil tuvo algún uso durante la actividad, pero necesito la ayuda del brazo indemne o se movió con dificultad (pobre).
2.5	
3	El brazo débil fue utilizado durante la actividad pero los movimientos eran lentos o con esfuerzo (justo).
3.5	
4	Los movimientos con el brazo débil eran casi normales, pero no lo suficientemente rápidos ni exactos (casi normal).
4.5	
5	Los movimientos con el brazo débil eran iguales que antes del Ataque Cerebro Vascular (normal).

Posibles razones para no usar el brazo débil en la actividad:

Razón 1: "Yo utilizo solamente mi brazo indemne, para esa actividad".

Razón 2: "Alguien más hace esto por mí".

Razón 3: "Yo nunca hago esta actividad, con o sin ayuda de alguien más, porque es imposible". Por ejemplo peinarse, si es calvo.

Razón 4: "Yo algunas veces hago esta actividad, pero no he tenido la oportunidad de realizarlo desde la última vez que me realizaron la pregunta.

Razón 5: "Esta es una actividad que yo normalmente realizaba solo con mi mano dominante antes del ACV, y continuo haciéndolo con mi mano dominante ahora.

Action Research Arm (ARA)

Introducción

Action Research Arm (ARA), fue construido para determinar la recuperación funcional de la extremidad superior, a través de la evaluación de la habilidad para manipular objetos de distinto tamaño, peso y forma después de una lesión cortical.

ARA está compuesta por 19 ítems agrupados en 4 subtest: agarre, tomada, pinza, movimiento grueso. Todos los ítems son evaluados con una escala de 4 puntos desde 0 (sin movimiento) a 3 (movimiento normal).

El puntaje final de ARA corresponde a la suma de puntajes de los 19 ítems, que corresponde a 57 puntos. Los ítems en cada subescala esta ordenados jerárquicamente en relación a la dificultad, con el ítems más difícil de la subescala primero, seguido del ítems más fácil, esto con la finalidad de mejorar la eficiencia de la evaluación. Eso implica que si la primera prueba se realiza en forma correcta, es predictivo del éxito de la prueba y no se realizan las siguientes. A su vez, si falla en la realización de la primera prueba, se pasa a la segunda prueba (más fácil), si esta no es realizada no es necesario realizar los ítems siguientes, ya que son más difíciles que el anterior. Dadas estas características la aplicación de ARA dura de 10 a 15 minutos.

La calidad del movimiento para cada uno de los 19 ítems examinados en ARA, son punteados en una escala ordinal de 4 puntos, donde:

Puntaje 0	El sujeto no realiza ningún componente de la tarea dentro de los 60 segundos permitidos.
Puntaje 1	El sujeto puede solo parcialmente realizar la tarea dentro de 60 segundos Los componentes de la mano, brazo y postura son considerados.
Puntaje 2	El sujeto puede completar la tarea pero con gran dificultad o toma demasiado tiempo (entre 5 y 60 segundos). Esto incluye además componentes anormales de movimiento de mano y brazo por ejemplo agarre incompleto, escasa flexión de hombro y postura anormal.
Puntaje 3	El sujeto realiza la tarea normalmente dentro de 5 segundos con apropiada postura y componentes de movimiento de mano y brazo.

Materiales ARA

Los materiales básicos del Test son una silla sin apoya brazos, una mesa, varios tamaños de cubos de madera, una pelota de tenis, piedra, tubos, 2 vasos, polcas o rodamientos y golilla. Además 2 tablas para ubicar los tubos y una para ubicar la golilla, 2 tapa y una caja de 37 cm de alto.

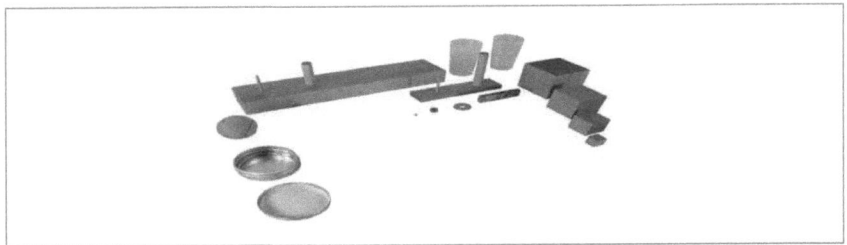

Figura 4. Materiales Action Research Arm

Posición

Para una adecuada posición se propone utilizar una silla con respaldo firme y sin apoya brazos. La espalda debe estar en contacto con la silla durante el test. Se recomienda al sujeto durante el test no balancearse hacia los lados o ponerse de pie.

Todas las tareas de ARA son desarrolladas unilateralmente, se propone iniciar el test con ambas manos en prono sobre la mesa, excepto para el movimiento grueso, donde las manos descansan sobre las piernas.

Ubicación del material para cada tarea

El sujeto se sienta a 15 cm de distancia desde el borde de la mesa, a una distancia que permita suficiente movilidad por parte del sujeto y que sea capaz de alcanzar el borde superior del cajón, manteniendo la postura del cuerpo. Es necesario el uso de alguna superficie no deslizante. Se recomienda utilizar un dibujo sobre la mesa, para medir las distancias.

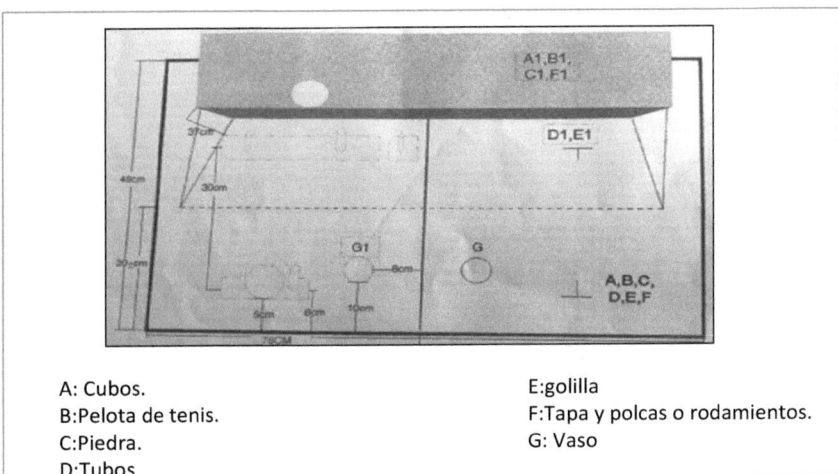

A: Cubos.
B:Pelota de tenis.
C:Piedra.
D:Tubos

E:golilla
F:Tapa y polcas o rodamientos.
G: Vaso

Figura 5. Planilla base, distancia y ubicación de los objetivos.

Instrucciones generales

Las instrucciones son leídas en voz alta. Si el paciente tiene alguna limitación u afasia, el evaluador puede demostrar la tarea, proporcionado información visual. Está permitida la práctica de la tarea con la finalidad de saber si fue comprendida. Ambas extremidades superiores son evaluadas separadamente, para cada una de las 4 subescalas de ARA, se comienza con el lado sano y luego el afectado. Por ejemplo: Agarre lado sano, agarre lado afectado, tomada lado sano y tomada lado afectado y sucesivamente. El uso de este orden, combinado con las instrucciones verbales y visuales, mejora la comprensión de las instrucciones del test.

Cada tarea se realiza hasta que el sujeto complete la tarea o hasta que alcanza el tiempo límite definido, 60 segundos. El máximo de ARA es 57 para cada brazo, donde un alto puntaje indica mejor estado motor del brazo.

Para las escalas agarre, tomada y pinza, el sujeto no puede alcanzar un puntaje de 1 solo por los movimientos del brazo. En este caso el sujeto debe iniciar alguna forma de movimiento de mano, normal o anormal, que alcance a sostener o levantar el objeto, el simple hecho de empujar el objeto sobre la mesa con la mano no constituye la finalización de la tarea.

El puntaje se basa en el mejor desempeño. No se penaliza al sujeto si el objeto cae o se suelta. Todas las tareas deben ser realizadas con solo una mano a la vez.

Instrucciones específicas de puntaje para la subescala agarre (ARA Ítems 1 al 6).

Posición del objeto: se coloca una superficie antideslizante, sobre la mesa. Entonces la caja y los objetos son ubicados sobre el dibujo. Esta propuesta ubica la caja longitudinalmente a 20 cm desde el borde de la mesa. Sin embargo, si el paciente presenta contractura o alteración de tono al ser evaluado, se puede modificar la ubicación. Los implementos se ubican uno a uno a medida que se realiza el test. La mano se ubica en prono lateral al objeto. Para todos los cubos el evaluador no estabiliza el objeto y el paciente tampoco. Para la tarea de la piedra, esta se ubica diagonal a la posición y paralela al eje palmar para facilitar su agarre. Si la piedra cae, el evaluador la puede recoger aunque exceda los 60 segundos. Las tapas son ubicadas en el sitio inicial y final de la pelota de tenis. La distancia entre la profundidad de la tapa inferior y el borde proximal de la mesa es de 5 cm, la profundidad de la tapa de arriba es igual que la tapa de abajo. La tapa de arriba puede ser estabilizada por un velcro y la de abajo mantenida por el evaluador.

Instrucciones al sujeto: se solicita agarrar el objeto, levantarlo verticalmente, ubicarlo y entonces soltarlo (cubos, pelota, piedra) sobre la caja. Las instrucciones son: agarre el cubo, pelota o piedra, levántelo y ubíquelo, luego suéltelo sobre la caja.

Puntaje: Comenzar con la tarea más difícil (cubo 10 cm), si el puntaje es 3, entonces el puntaje total para esta subescala es 18 y no necesita realizar más pruebas de esta subescala. Si el puntaje va de 0 a 2 entonces se debe continuar con la tarea más fácil, agarre del cubo de 2,5 cm. Si el puntaje es 0, entonces el puntaje total de la subescala es 0 y no necesita realizar más pruebas. Si el puntaje es de 1 a 3 en esta prueba, se deben realizar todas las siguientes.

PUNTAJE 3	Movimiento normal y en el tiempo (antes de 5 seg.). Considerando todos los componentes como apropiados. El sujeto puede soltar el cubo en cualquier lugar de la caja.
PUNTAJE 2	Completa el movimiento con gran dificultad o en el tiempo 5 a 60 seg. Los componentes del movimiento no son apropiados, como postura, agarre, etc.
PUNTAJE 1	El sujeto agarra y levanta el objeto, pero no alcanza el nivel de la caja antes de 60 seg. Además usa componentes anormales de movimiento de mano y brazo.
PUNTAJE 0	Imposibilidad de realizar cualquier componente del movimiento dentro de 60 segundos. Tiene puntaje 0 el paciente que no puede abrir la mano, que no extiende los dedos para agarrar el objeto, todo dentro de 60 seg.

Ejecución correcta subescala agarre.

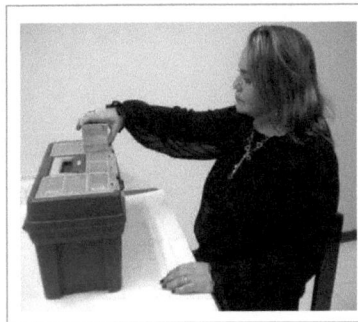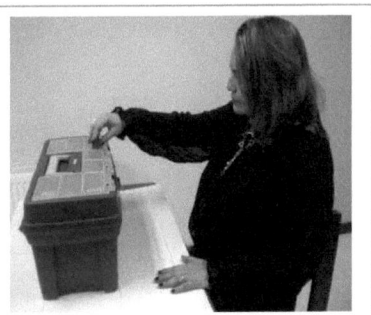

Imagen 7. Agarre correcto cubo 5 cts.　　　Imagen 8. Agarre correcto cubo 2,5 cts.

Instrucciones específicas de puntaje para la subescala tomada (ARA Ítems 7 al 10).

Posición del objeto: se coloca una superficie antideslizante, sobre la mesa. Entonces la caja y los objetos son ubicados en el dibujo con dimensiones. Para la tarea de verter, los vasos son ubicados a 8 cts. uno del otro desde la línea media del sujeto y a 10 cm. desde el borde proximal de la mesa.

Para el desplazamiento del tubo, la tabla inicial es localizada sobre la mesa, con el primer objetivo a 8 cm desde el borde proximal de la mesa y perpendicular, de modo que la segunda clavija está a 30 cm. distal a la primera.

Para la golilla, la tapa con la golilla se ubica a 5 cm. desde el borde proximal de la mesa y al mismo lado que se evalúa, mientras que la clavija objetivo de la golilla es ubicada a 30 cm distal a la línea de media. Para la tarea de verter, el vaso es llenado ¾ de su capacidad.

Instrucciones al sujeto: Se solicita al sujeto verter agua de un vaso a otro o ubicar horizontalmente 2 diferentes tamaños de tubos, desde el objetivo inicial en la tabla al objetivo final en la tabla y horizontalmente ubicar la golilla desde la tapa a la clavija sobre la tabla.

Puntaje: Comenzar con la tarea de verter agua desde un vaso a otro, la cual es la tarea más difícil de esta subescala, si el puntaje es 3, entonces el puntaje total de esta subescala es 12 y no se realizan más pruebas. Si el puntaje es 0 a 2 para la tarea de verter entonces, entonces se continua con la tarea de ubicar el tubo de 2.25 cm, que corresponde a la tarea más fácil. Si el puntaje de esta prueba es 0, entonces el total de la prueba es 0 y no se requiere hacer más pruebas para esta subescala. Si el puntaje para esta prueba es 1 a 3, se continúan realizando todas las otras pruebas.

PUNTAJE 3	Tarea verter, el sujeto toma el vaso, lo levanta y verte toda el agua desde un vaso a otro, sin derramar agua y dejando el vaso en la mesa cuando termina. Para las otras tres tareas, el sujeto debe tomar el tubo o la golilla, levantarlo fuera de la tabla o fuera de la tapa y desplazarlos horizontalmente hacia la clavija objetivo en la tabla y soltarla. Para todas las tareas, el esfuerzo debe ser completado en 5 segundos desde el comienzo de la tarea.
PUNTAJE 2	Es dado cuando el sujeto completa la tarea (1) sin apropiados componentes de movimiento de mano y brazo, o es incapaz de dejar el vaso o tubo en el objetivo, o mantener la postura. El puntaje 2 es también dado cuando la tarea es completada dentro de los 5 a 60 segundos.
PUNTAJE 1	El sujeto parcialmente completa la tarea e inicia algún tipo de movimiento de mano que incluye el sostener y levantar el objeto. Para verter el agua el sujeto tiene problemas para depositar el agua de una vaso a otro y utiliza compensación de tronco para intentar hacerlo. Para un puntaje 1 el sujeto debe iniciar algún movimiento de mano normal o anormal, que permita sostener y levantar el objeto, cualquier tipo de movimiento de mano es permitido.
PUNTAJE 0	El sujeto es incapaz de abrir la mano para agarrar el vaso, tubo, golilla o toma más de 60 segundos. El puntaje 0 es también dado, si el sujeto estabiliza el objeto en orden a manipularlo con la otra mano.

Ejecución subescala tomada: traspasar agua de un vaso a otro.

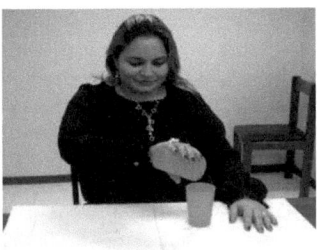

Imagen 9. Tomada correcta

Ejecución subescala tomada: trasladas tubo de 2,5 cts.

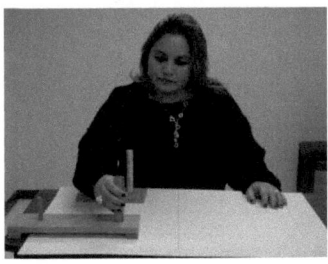

Imagen 10. Tomada correcta

Ejecución subescala tomada: golilla sobre clavija.

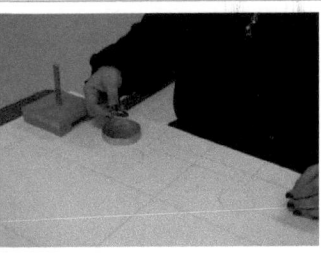

Imagen 11. Tomada correcta

Instrucciones específicas de puntaje para la subescala pinza (ARA Ítems 11 al 16)

Posición del objeto: se coloca una superficie antideslizante, sobre la mesa. Entonces la caja y los objetos son ubicados sobre el dibujo. Las 2 tapas son ubicadas en la misma posición, como en la subescala agarre (ver figura 18). Cada rodamiento es ubicado dentro de la tapa que está abajo y se solicita al sujeto que tome el objeto con los dedos, levantando esto hasta el borde de la caja, dejando el rodamiento en la tapa superior.

Instrucciones al sujeto: Al sujeto se le solicita tomar el rodamiento desde la tapa, levantarlo verticalmente y ubicarlo en la otra tapa sobre la caja. Esto requiere que el sujeto independientemente mueva los dedos en oposición al pulgar con acompañamiento de la movilidad distal y estabilización.

Puntaje: La subescala comienza con la tarea de levantar el rodamiento de 6 mm, la tarea más difícil. Si el puntaje es 3, entonces el puntaje total para esta subescala es 18 y no se realizan más pruebas. Si el puntaje es 0 a 2, entonces la próxima tarea a realizar, es levantar una polca con el índice y el pulgar, siendo esta la tarea más fácil. Si el puntaje es 0, entonces el puntaje total para esta subescala es 0 y no se realizan más pruebas. Si el puntaje es 1 a 3, se continúan realizando todas las pruebas de la subescala. El puntaje es 0 si se realiza una incorrecta oposición de los dedos, por ejemplo sosteniendo el objeto en la palma con los 4 dedos flectados y el pulgar aducido y flectado.

PUNTAJE 3	Se entrega cuando la tarea es completada. El sujeto toma el rodamiento desde la tapa, levanta el objeto y lo deja en la otra tapa que esta sobre la caja dentro de 5 segundos. La tarea es completada realizando todos sus componentes en forma correcta. El puntaje no es reducido si el objeto se cae.
PUNTAJE 2	El puntaje se concede si, la calidad de los movimientos del brazo y mano es anormal, esto podría ocurrir por ejemplo por imposibilidad para dejar el objeto en la tapa, o si el objeto cae fuera de la tapa o de la caja. O si el sujeto es incapaz de usar la gema de los dedos para tomar el objeto; o si el desempeño toma entre 5 a 60 segundos.
PUNTAJE 1	El puntaje se concede si, el sujeto completa la tarea parcialmente, por ejemplo, toma el objeto, lo levanta, pero deja caer el objeto o es incapaz de alcanzar la altura de la caja. La tarea debe ser completada dentro de 60 segundos.
PUNTAJE 0	El sujeto es incapaz de iniciar la tarea dentro de 60 segundos o es incapaz de abrir la mano o de extender y abducir los dedos. Cuando la tarea toma más de 60 segundos.

Ejecución subescala pinza: sostiene un rodamiento.

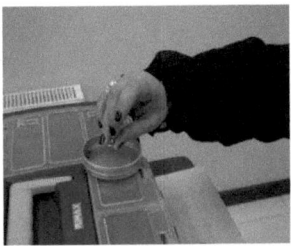

Imagen 12. Pinza correcta

Instrucciones específicas de puntaje para la subescala Movimiento Grueso (ARA Ítems 17 al 19).

Posición del objeto: El sujeto comienza con ambas manos pronadas sobre las piernas.
Para la tarea 17 el sujeto debe tocar la parte de atrás de la cabeza con la palma de la mano, para la tarea 18 debe tocar la parte de arriba de la cabeza con la palma de la mano, para la tarea 19, el sujeto debe tocar su boca con la palma de la mano.

Instrucciones para el sujeto: Estas tareas requieren que el sujeto mueva el hombro y codo alrededor de un amplio rango de movimiento, con acompañamiento de movimientos de antebrazo.

Puntaje: Comienza con la tarea de ubicar la mano sobre la cabeza, si el puntaje es 3, entonces el total de la subescala es 9, y el test ARA es completado. Si el puntaje es 0, entonces el puntaje total de la subescala es 0, y el test ARA es completado. En este sentido, la subescala movimiento grueso es una excepción en relación a que la tarea más difícil y fácil se une en una sola tarea. Si el puntaje es 1 o 2, el brazo examinado es entonces evaluado para las demás tareas en esta sub-escala.

PUNTAJE 3	El sujeto ubica su mano detrás de la cabeza, sobre la cabeza y en la boca con el lado palmar, mientras mantiene la cabeza en posición neutral y la tarea es completada dentro de 5 segundos.
PUNTAJE 2	Si el movimiento es completado anormalmente, por ejemplo el sujeto flecta el cuello o el tronco pierde contacto con el respaldo o la tarea toma entre 5 a 60 segundos para ser completada
PUNTAJE 1	El sujeto solo completa la tarea parcialmente, realiza movimientos de brazo, pero no alcanza la posición solicitada antes de 60 segundos.
PUNTAJE 0	El sujeto es incapaz de iniciar cualquier parte de la tarea dentro de 60 segundos.

Ejecución subescala Movimiento grueso.

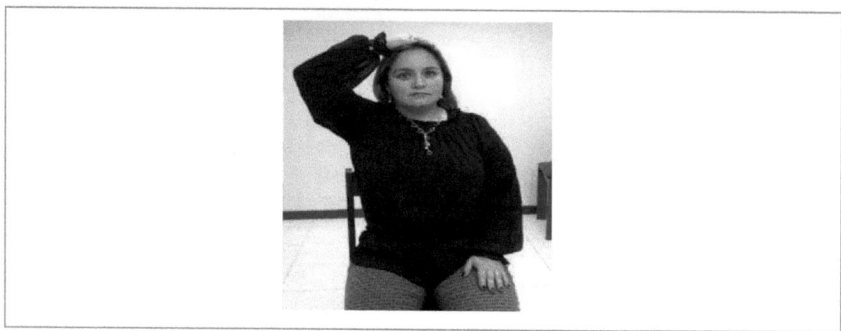

Imagen 13. Movimiento correcto

-

Escala Action Research Arm (ARA)

Nombre:…………………………………………………………………….Fecha:………

Subescala Agarre	Puntaje	
	Izquierda	Derecha
Cubo de 10 cts^3.	0 1 2 3	0 1 2 3
Cubo de 2.5 cts^3.	0 1 2 3	0 1 2 3
Cubo de 5 cts^3.	0 1 2 3	0 1 2 3
Cubo de 7.5 cts^3.	0 1 2 3	0 1 2 3
Pelota de tenis.	0 1 2 3	0 1 2 3
Piedra.	0 1 2 3	0 1 2 3
Subtotal total	/18	/18

Subescala Tomada	Puntaje	
	Izquierda	Derecha
Verter agua de un vaso a otro.	0 1 2 3	0 1 2 3
Tubo 2.25 cts.	0 1 2 3	0 1 2 3
Tubo 1 cts.	0 1 2 3	0 1 2 3
Golilla sobre una clavija.	0 1 2 3	0 1 2 3
Subtotal total	/12	/12

Subescala Pinza	Puntaje	
	Izquierda	Derecha
Sostiene un rodamiento, utilizando el dedo anular y pulgar.	0 1 2 3	0 1 2 3
Sostiene una polca, entre dedo índice y pulgar.	0 1 2 3	0 1 2 3
Sostiene un rodamiento, entre dedo medio y pulgar.	0 1 2 3	0 1 2 3
Sostiene una rodamiento, entre dedo índice y pulgar.	0 1 2 3	0 1 2 3
Sostiene una polca, utilizando dedo anular y pulgar.	0 1 2 3	0 1 2 3
Sostiene una polca, entre dedo medio y pulgar.	0 1 2 3	0 1 2 3
Subtotal total	/18	/18

Subescala Movimiento Grueso	Puntaje	
	Izquierda	Derecha
Mano detrás de la cabeza.	0 1 2 3	0 1 2 3
Mano sobre la cabeza.	0 1 2 3	0 1 2 3
Mano en la boca.	0 1 2 3	0 1 2 3
Subtotal total	/9	/9

Puntaje Total	/57	/57

Tabla 2. Sugerencia de materiales utilizados en ARA.

Material	Dimensiones	Peso
Mesa	75*76*49 cm.	
Silla	Altura 46 cm, sin apoya brazos.	
Caja sobre la mesa	37 cm. desde el nivel de la mesa.	
Cubos de madera	10, 7.5, 5 y 2.5 cm^3	492,196, 55 y 6.5 grs.
Tubo grande	Diámetro, 2.5 cm: largo 11.5 cm	38.5 grs.
Tubo pequeño	Diámetro, 1 cm; largo 16 cm	14.2 grs.
Pelota de tenis	Diámetro 7.1 cm	159 grs.
Polca	Diámetro 1.6 cm	5.4 grs.
Piedra	10*2.5*1 cm	60.3 grs.
Rodamiento	6 mm. diámetro	1.1 grs.
2 vasos plásticos	8 cm diámetro superior, 7 cm diámetro inferior, 12 a 15 cm. de altura.	125.4 grs. (vacio)
Golilla	Diámetro externo 3.5 cm, diámetro interno 1.5 cm	16 grs.
Madera para los tubos Posición inicial Posición final	1.5*8.5*8.5 cm 3.5*8.5*34 cm	
Clavija para el tubo grande Posición inicial Posición final	Clavija de madera, diámetro 2 y altura 13.5 cm Clavija de madera, diámetro 2 y altura 8 cm	
Clavija para el tubo pequeño Posición inicial Posición final	Clavija de madera, diámetro 0.8 y altura 6 cm Clavija de madera, diámetro 0.8 y altura 6 cm	
Madera para la golilla	Clavija de madera, diámetro 0.8 y altura 8.5 cm	
Tapas de metal	Diámetro 9 cm; altura 1 cm.	

Tabla 3. Detalles específicos para tareas de ARA.

Tarea	Materiales y detalles	Componentes de movimiento de mano	Componentes de movimientos de brazo
1-4	Cubos, desplazar verticalmente hasta la caja.	La mano abre voluntariamente hasta el tamaño del cubo. Cualquier tipo de agarre que involucre oposición de pulgar y dedos es aceptada.	Antebrazo está entre posición intermedia y pronación. Codo flextado cuando comienza el agarre del objeto y entonces extiende para alcanzar sobre la caja.
5	Pelota de tenis, desplazar verticalmente hasta la caja.	Agarre esférico: dedos y pulgar ligeramente flextados y abducidos para el tamaño de la pelota.	Hombro en flexión para alcanzar sobre la caja y luego se estabiliza para dejar el objeto en posición. Pulgar y dedos en extensión para dejar el objeto
6	Piedra, desplazar verticalmente hasta la caja.	Tomada lateral: la piedra esta entre la yema del pulgar y el lado radial del dedo índice o cercano a las articulaciones interfalangicas.	

7	2 vasos, verter agua uno sobre otro.	Tomada cilíndrica alrededor del vaso.	Antebrazo pronado para verter y luego supinar para dejar el vaso sobre la mesa. Pulgar y dedos en extensión para dejar el vaso.
8-9	Tubos, ubicarlos desde la posición inicial a la final.	Utilizar cualquier tipo de tomada, por ejemplo yema del pulgar en oposición con yema de otros dedos en orden a tomar el tubo.	Antebrazo entre posición intermedia y pronación. Codo debe estar suficientemente extendido para alcance del objetivo distal. Movimientos de hombro y estabilización de la posición.
10	Golilla, ubicarla distalmente desde la lata al objetivo en la tabla.	Tomar con la yema del pulgar y dedos en oposición, en orden a agarrar la golilla.	Pulgar y dedos en extensión para dejar el tubo y la golilla.
11,13, 14	Tomar el rodamiento desde la lata sobre la mesa, ubicarlo verticalmente sobre la lata en la caja.	Oposición de las yemas del dedo anula y pulgar, dedo medio y pulgar, y dedo índice y pulgar respectivamente.	a. Antebrazo está entre posición intermedia y pronación. b. Codo flectado, cuando comienza el agarre del objeto, entonces extiende para alcanzar sobre la caja. c. Flexión de hombro para alcanzar sobre la caja y estabilización de hombro para mantener la posición y dejar el objeto.
12,15, 16	Polca, desde la lata sobre la mesa y verticalmente ubicarla sobre la lata que está en la caja.	Oposición de las yemas del dedo índice y pulgar, dedo anular y pulgar y dedo medio y pulgar, respectivamente.	
17-19	Mano sobre las piernas, realiza varias posiciones hacia craneal.	Lado palmar de la mano (mano no necesita estar abierta) alcanza la parte de atrás de la cabeza, sobre la cabeza y boca respectivamente.	Antebrazo pronado y supinado. Flexión completa de codo. Abducción, flexión, y rotación externa de hombro.

Referencias

1. Doussoulin A, J S, Blanton S. Propiedades Psicométricas de una versión en castellano de la escala Motor Activity Log-30 en pacientes con extremidad superior parética por ataque cerebro vascular. *Revista Chilena Neuropsiquiatría* 2013;51(3):201-10.

2. Doussoulin A, Rivas R, V C. Validación de "Action Research Arm Test" (ARAT) en pacientes con extremidad superior parética post ataque cerebro vascular en Chile. *Rev Med Chil* 2012;140:59-65.

3. Grotta J, Noser E, Ro T, Boake C, Levin H, Aronowski J, et al. Constraint-induced movement therapy. *Stroke* 2004;35(11 Suppl 1):2699-701.

4. Knapp H, Taub E, Berman A. Effect of deafferentation on a conditioned avoidance response. *Science* 1958;128(3328):842-3.

5. Knapp H, Taub E, Berman A. Movements in monkeys with deafferented forelimbs. *Exp Neurol* 1963;7:305-15.

6. Taub E, Ellman S, Berman A. Deafferentation in monkeys: effect on conditioned grasp response. *Science* 1966;151(710):593-4.

7. Taub E, Perrella P, Barro G. Behavioral development after forelimb deafferentation on day of birth in monkeys with and without blinding. *Science* 1973;181(103):959-60.

8. Doussoulin A. Terapia de restricción inducida y su impacto en revertir el "no uso aprendido en neurorehabilitación. *Revista Kinesiología* 2011;30(2):14-19.

9. Taub E, Goldberg I, Taub P. Deafferentation in monkeys: pointing at a target without visual feedback. *Exp Neurol* 1975;46(1):178-86.

10. Taub E. Motor behavior following deafferentation in the developing and motorically mature monkey. In: Herman R, Grillner S, Ralston H, Stein P, editors. *Neural Control of Locomotion.* New York: Plenum, 1976:675-705.

11. Berman A, Teodoru D, Taub E. Conditioned behavior following sensory isolation in primates. *Trans Am Neurol Assoc* 1964;89:185-6.

12. Azrin N, Holz W. Punishment. In: W. H, editor. *Operant behavior: Areas of Research and Application.* New York: Appleton-Century-Crofts., 1966.

13. Catania A. *Learning.* 4 ed. New Jersey: Prentice Hall, 1998.

14. Liepert J, Bauder H, Wolfgang H, Miltner W, Taub E, Weiller C. Treatment-induced cortical reorganization after stroke in humans. *Stroke* 2000;31(6):1210-6.

15. Taub E, Berman A. Movement and Learning in the absence of sensory feedback. In: Freedman S, editor. *The Neuropsychology of spatially oriented behavior.* Homewood: Dorsey Press, 1968:173-92.

16. Morris D, Taub E, Mark V. Constraint-induced movement therapy: characterizing the intervention protocol. *Eura Medicophys* 2006;42(3):257-68.

17. Taub E, Uswatte G, Mark V, Morris D. The learned nonuse phenomenon: implications for rehabilitation. *Eura Medicophys* 2006;42(3):241-56.

18. Taub E, Uswatte G, Morris D. Improved motor recovery after stroke and massive cortical reorganization following Constraint-Induced Movement therapy. *Phys Med Rehabil Clin N Am* 2003;14(1 Suppl):S77-91, ix.

19. Liepert J, Uhde I, Graf S, Leidner O, Weiller C. Motor cortex plasticity during forced-use

therapy in stroke patients: a preliminary study. *Journal of Neurology* 2001;248:315-21.

20. Ro T, Noser E, Boake C, Johnson R, Gaber M, Speroni A, et al. Functional reorganization and recovery after constraint-induced movement therapy in subacute stroke: case reports. *Neurocase* 2006;12(1):50-60.

21. Kwakkel G, Wagenaar R, Koelman T, Lankhorst G, Koetsier J. Effects of intensity of rehabilitation after stroke. A research synthesis. *Stroke* 1997;28(8):1550-6.

22. Butefisch C, Hummelshein H, Kensler P, Mauritz K. Repetitive training of isolated movements improves the outcomes of motor rehabilitation of the centrally paretic hand. *Journal Neurology Science* 1995;130:59-68.

23. Andrews K, Stewart J. Stroke recovery: he can but does he? *Rheumatol Rehabil* 1979;18(1):43-8.

24. Taub E, Uswatte G, Elbert T. New treatments in neurorehabilitation founded on basic research. *Nat Rev Neurosci* 2002;3(3):228-36.

25. Gauthier L, Taub E, Perkins C, Ortmann M, Mark V, Uswatte G. Remodeling the brain: plastic structural brain changes produced by different motor therapies after stroke. *Stroke* 2008;39(5):1520-5.

26. Pons T, Garraghty P, Ommaya A, Kaas J, Taub E, Mishkin M. Massive cortical reorganization after sensory deafferentation in adult macaques. *Science* 1991;252(5014):1857-60.

27. Flor H, Elbert T, Knecht S, Wienbruch C, Pantev C, Birbaumer N, et al. Phantom-limb pain as a perceptual correlate of cortical reorganization following arm amputation. *Nature* 1995;375(6531):482-4.

28. Flor H, Mühlnickel W, Karl A, Denke C, Grüsser S, Kurth R, et al. A neural substrate for nonpainful phantom limb phenomena. *Neuroreport* 2000;11(7):1407-11.

29. Nudo R, Milliken G. Reorganization of movement representations in primary motor cortex following focal ischemic infarcts in adult squirrel monkeys. *J Neurophysiol* 1996;75(5):2144-9.

30. Liepert J. Motor cortex excitability in stroke before and after constraint-induced movement therapy. *Cogn Behav Neurol* 2006;19(1):41-7.

31. Liepert J, Miltner W, Bauder H, Sommer M, Dettmers C, Taub E, et al. Motor cortex plasticity during constraint-induced movement therapy in stroke patients. *Neurosci Lett* 1998;250(1):5-8.

32. Kopp B, Kunkel A, Mühlnickel W, Villringer K, Taub E, Flor H. Plasticity in the motor system related to therapy-induced improvement of movement after stroke. *Neuroreport* 1999;10(4):807-10.

33. Wittenberg G, Chen R, Ishii K, Bushara K, Eckloff S, Croarkin E, et al. Constraint-induced therapy in stroke: magnetic-stimulation motor maps and cerebral activation. *Neurorehabil Neural Repair* 2003;17(1):48-57.

34. Levy C, Nichols D, Schmalbrock P, Keller P, Chakeres D. Functional MRI evidence of cortical reorganization in upper-limb stroke hemiplegia treated with constraint-induced movement therapy. *Am J Phys Med Rehabil* 2001;80(1):4-12.

35. Mark V, Taub E, Morris D. Neuroplasticity and constraint-induced movement therapy. *Eura Medicophys* 2006;42(3):269-84.

36. Dromerick A, Edwards D, Hahn M. Does the application of constraint-induced movement therapy during acute rehabilitation reduce arm impairment after ischemic stroke? *Stroke* 2000;31(12):2984-8.

37. Humm J, Kozlowski D, James D, Gotts JS, T. Use dependent exaggeration of brain damage occurs during and early post lesion vulnerable period. *Brain Research* 1998;783:286-92.

38. Morris D, Taub E, Macrina D, Cook E, Geiger B. A method for standardizing procedures in rehabilitation: use in the extremity constraint induced therapy evaluation multisite randomized controlled trial. *Arch Phys Med Rehabil* 2009;90(4):663-8.

39. Morris D, Taub E. Constraint-induced therapy approach to restoring function after neurological injury. *Top Stroke Rehabil* 2001;8(3):16-30.

40. Winstein C, Miller J, Blanton S, Taub E, Uswatte G, Morris D, et al. Methods for a multisite randomized trial to investigate the effect of constraint-induced movement therapy in improving upper extremity function among adults recovering from a cerebrovascular stroke. *Neurorehabil Neural Repair* 2003;17(3):137-52.

41. Wolf S, Thompson P, Morris D, Rose D, Winstein C, Taub E, et al. The EXCITE trial: attributes of the Wolf Motor Function Test in patients with subacute stroke. *Neurorehabil Neural Repair* 2005;19(3):194-205.

42. Taub E, Miller N, Novack T, Cook Er, Fleming W, Nepomuceno C, et al. Technique to improve chronic motor deficit after stroke. *Arch Phys Med Rehabil* 1993;74(4):347-54.

43. Taub E, Uswatte G, King D, Morris D, Crago J, Chatterjee A. A placebo-controlled trial of constraint-induced movement therapy for upper extremity after stroke. *Stroke* 2006;37(4):1045-9.

44. Wolf S, Winstein C, Miller J, Taub E, Uswatte G, Morris D, et al. Effect of constraint-induced movement therapy on upper extremity function 3 to 9 months after stroke: the EXCITE randomized clinical trial. *JAMA* 2006;296(17):2095-104.

45. Sterr A, Elbert T, Berthold I, Kölbel S, Rockstroh B, Taub E. Longer versus shorter daily constraint-induced movement therapy of chronic hemiparesis: an exploratory study. *Arch Phys Med Rehabil* 2002;83(10):1374-7.

46. Page S, Sisto S, Levine P, McGrath R. Efficacy of modified constraint-induced movement therapy in chronic stroke: a single-blinded randomized controlled trial. *Arch Phys Med Rehabil* 2004;85(1):14-8.

47. Taub E, Uswatte G, Pidikiti R. Constraint-Induced Movement Therapy: a new family of techniques with broad application to physical rehabilitation--a clinical review. *J Rehabil Res Dev* 1999;36(3):237-51.

48. Sterr A, Freivogel S. Intensive training in chronic upper limb hemiparesis does not increase spasticity or synergies. *Neurology* 2004;63(11):2176-7.

Colaboradoras: Klgas. María José Luengo, Valeria Luengo, María José Arancibia, Jasim Najum, Claudia Rivas, Viviana Campos, Fabiola Molina, Gloria Figueroa y Sra. Jacqueline Espinoza.

Agradecimientos: A los pacientes, alumnos que participaron de las actividades y autorizaron incluir las imágenes utilizadas en este manual, a Silvana Pineda y Pablo Inostroza por su apoyo en la estructuración y diseño del manual.

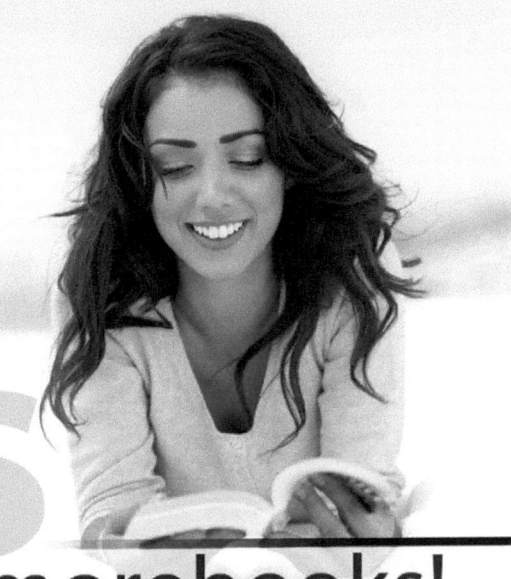
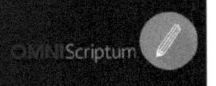

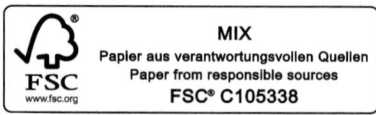